pfeiffer

Zum diesem Buch

Menschen, die mit chronischen körperlichen Beschwerden in die Praxis des Psychotherapeuten kommen, stehen einer psychosomatischen Sichtweise und Behandlung häufig ablehnend gegenüber. Daß körperliche Symptome etwas mit seelischen Konflikten oder Beziehungsstörungen zu tun haben könnten, wird vielfach noch nicht akzeptiert.
Die Psychotherapie hält die ablehnenden, häufig aggressiven motivationslosen Patienten in der Regel für nicht erfolgreich behandelbar.
Die Autorin wendet sich speziell diesen »schwierigen« Patienten zu mit dem Ziel, dem Therapeuten effektive Möglichkeiten der Beziehungsgestaltung an die Hand zu geben. Konkrete Praxisbeispiele veranschaulichen z.B., wie »wertschätzende Empathie« im Fall des Psychotherapieverweigerers aussehen kann, wie Nähe- und Distanzwünsche reguliert werden können, wie die erste Kontaktaufnahme erfolgen kann.
Ein Buch, das psychotherapeutisches Handeln wirkungsvoller und erfolgreicher machen kann.

Dr. rer. nat. Elisabeth Reisch ist Diplompsychologin, Klin. Psychologin (BDP) und arbeitet in eigener Praxis in Gifhorn.

Elisabeth Reisch

Verletzbare Nähe

Ein klientenzentrierter Weg zum psychosomatischen Patienten

Mit einem Vorwort von Gunther Schmidt

Verlag J. Pfeiffer · München

Die Deutsche Bilbliothek – CIP-Einheitsaufnahme

Reisch, Elisabeth:
Verletzbare Nähe : ein klientenzentrierter Weg zum psychosomatischen Patienten / Elisabeth Reisch. Mit einem Vorw. von Gunther Schmidt. – München : Pfeiffer, 1994
(Reihe leben lernen ; 91)
ISBN 3-7904-0614-7
NE: GT

Reihe »Leben lernen«
Nr. 91
herausgegeben von Monika Amler und Siegfried Gröninger

Printed in Germany
Satz: PC-Print, München
Druck: G. J. Manz AG, Dillingen
Umschlagentwurf: Michael Berwanger, München
Titelabbildung: Pablo Picasso: Sitzende Frau

ISBN 3-7904-0614-7

Inhalt

Vorwort

Gunther Schmidt
Milton-Erickson-Institut, Heidelberg

Daß es PatientInnen im Umgang mit der sogenannten »Apparatemedizin« im Bereich somatischer Krankheit oft nicht leicht haben, ist heutzutage schon so banales allgemeines Erkenntnisgut, daß es zum Klischee zu verkommen droht. Als besonders beklagenswert wird dabei meist angesehen, daß die PatientInnen sich den starren Rahmenbedingungen völlig anzupassen haben, die ihnen durch die technischen Faktoren vorgegeben und als nicht mehr hinterfragbar definiert werden. Für unterstützende Angebote, die ihrem ganz spezifischen subjektiven Verarbeitungsstil achtungsvoll entgegenkommen und ihn auch als Chance für eine aktive Mitarbeit nutzen, bleibt in ihrem Erleben kaum oder gar kein Raum. Werden Inkompatibilitäten zwischen den Vorstellungen der BehandlerInnen und den persönlichen Bedürfnissen der PatientInnen festgestellt, so wird das Problem dabei von den BehandlerInnen tendenziell gerne auf der Seite der PatientInnen angesiedelt, was diese wieder gerade als Bestätigung ihrer Ausgeliefertheit ansehen und entsprechend reagieren, was die BehandlerInnen wieder ... usw.
Gerade wenn über solche Zusammenhänge Frustration geäußert wird, geht der Blick dann wehmütig und Trost suchend hinüber zur psychosomatischen Medizin und der in ihr praktizierten Psychotherapie. Damit verbunden wird oft die Hoffnung, daß dort im wohltuenden Gegensatz zur Apparatemedizin viel intensiver und empathischer auf die individuelle Einzigartigkeit der PatientInnen eingegangen wird und so der Ganzheitlichkeit menschlicher Existenz mehr Achtung gezollt wird.
In der klinischen Praxis erweist sich diese Hoffnung jedoch sehr häufig als Illusion. Die PatientInnen erleben sich oft genauso fremdbestimmt und ausgeliefert wie in der Welt der technisierten Organmedizin, nicht selten ziehen sie diese sogar einer psychosomatischen Behandlung vor. Die Beziehung zu Psychotherapeuten scheint für sie noch bedrohlicher zu sein.
Und die Behandelnden ihrerseits erleben die Arbeit mit solchen PatientInnen oft als anstrengend und unbefriedigend. Diese

quälende Dynamik wird dann traditionellerweise auf die Pathologie und Gestörtheit der PatientInnen zurückgeführt, das Problem also wieder einseitig bei diesen festgemacht.
So verwundert es dann nicht, wenn auf einem großen Psychosomatikkongreß in Hamburg vor einigen Jahren der Leiter einer renommierten deutschen Universitätsklinik für Psychosomatik beklagte, daß mehr als 80% der Patienten an dieser Klinik für das (dort gepflegte) analytische Konzept nicht geeignet seien; der Tenor war nicht, daß das Konzept eventuell nicht geeignet sei.
Wenn ich zu Weiterbildungen, Konzeptentwicklungen oder Supervisionen in psychosomatische Kliniken oder ambulante Einrichtungen eingeladen werde, machen die Klagen der TherapeutInnen über die PatientInnen mir manchmal sinnbildlich den Eindruck, als ob MissionarInnen aus dem Reich des Heils und der Gesundheit (sprich TherapeutInnen) ausgesandt worden seien, um verirrte und verwirrte, zur »guten« Selbststeuerung unfähige arme Wesen (sprich PatientInnen) aus den nebelumhüllten Sümpfen und gefährlichen Abgründen des Leids zu retten, diese armen Opferwesen aber partout nicht gerettet werden wollten, selbst wenn noch so geschickt das therapeutische Lasso nach ihnen geworfen würde, sondern sich störrisch den Rettungsaktionen widersetzen. Therapie stellt sich dann eher dar als permanentes und erschöpfendes Tauziehen gegen die Widerstände der PatientInnen. Es hat fast etwas Tragisches, daß die aufrichtig und gut gemeinten Bemühungen der TherapeutInnen unter diesen Umständen bei den PatientInnen ähnliches Erleben hervorrufen wie gegenüber der »Apparatemedizin«, nämlich eben einer starren Übermacht ausgeliefert zu sein. So haben es also beide Seiten in diesem Interaktionsfeld oft nicht leicht miteinander, trotz bester Absichten. Die wichtigsten Wirkkräfte, die dazu führen, sehe ich in der noch immer dominierenden Pathologieorientierung im Bereich der Psychosomatik. Auch die Richtlinien der Krankenkassen, welche maßgeblich für unser immer teurer werdendes »Krankheitssystem« sind, werden von Pathologieprämissen beherrscht. Psychosomatische Beschwerden in Analogie zur Organmedizin einseitig als Ausdruck von Defizit und Krankheit anzusehen, muß zwangsläufig dazu führen, daß Gesundheits- und Normalitätskriterien mit dem Anspruch auf Allgemeingültigkeit definiert werden und Abweichungen davon als korrekturbedürftige Unfähigkeiten angegangen werden.

Die Behandlungskonzepte geben dann die Normen vor. ExpertInnen für Gesundes und Krankes, für richtiges und falsches Verhalten im Lebenszusammenhang der PatientInnen sind dann trotz gegenteiliger Absichtserklärungen eher die BehandlerInnen und nicht die PatientInnen selbst. Dadurch entstehen Beziehungsmuster zwischen beiden Seiten, welche die PatientInnen in deren Augen als Kontrollierte und massiv Unterlegene erscheinen lassen. Die TherapeutInnen aber werden als Kontrollierende und als AgentInnen einer schablonenartigen Normalität erlebt, zu der zu gehören einen Menschen erst wertvoll macht (und nicht dazu zu gehören der Beweis für Minderwertigkeit ist).

Behandlungserfolg ist dann meist in der Vorstellung beider Seiten nur denkbar, wenn die PatientInnen vorher »zugegeben« haben, was alles nicht stimmt in ihrem Leben, wo sie von den »richtig« Lebenden abweichen etc. Das Hauptaugenmerk aller Beteiligten geht so auf den Bereich des »Falschen« im Leben der PatientInnen, es entsteht so ein völlig verzerrtes Bild von deren Kompetenz. Und die PatientInnen geraten in ein Double-bind, denn gehen sie auf die vorgegebenen Therapiespielregeln ein, verlieren sie ihrer Ansicht nach den letzten Rest ihrer Würde, gehen sie nicht darauf ein, handeln sie sich Pathologieetiketten und Vorwürfe wegen ihres Widerstands ein. Einerseits sollen sie Autonomie entwickeln und von zuviel Anpassung weg, andererseits sollen sie dies gerade dadurch, daß sie sich erst einmal an die »Wahrheit« der Behandlungskonzepte anpassen.

Die beschriebene Situation ist aber keineswegs so aussichtslos, wie sie nach dieser Charakterisierung bisher erscheinen könnte. Elisabeth Reisch entwickelt in diesem Buch in für mich beeindruckend klarer und konsequenter Weise ein konsistentes Konzept, welches die ganzheitliche Würdigung der Kompetenzen der PatientInnen und dabei sehr effektive gleichrangige Kooperation zwischen PatientInnen und TherapeutInnen ermöglicht. Die ästhetisch wohltuende Anschaulichkeit und mit vielen Praxisbeispielen genährte Transparenz lassen sofort spüren, daß sie sehr genau weiß, wovon sie spricht und schreibt. Da ich das Vergnügen hatte, über einige Jahre immer mal wieder an ihrer Arbeit teilhaben zu dürfen, weiß ich aus eigener Erfahrung, daß nichts hier erfunden oder beschönigt dargestellt wurde. Die hohe Kunst empathischer und dabei an der Kompetenz der PatientInnen orientierter Professionalität, die

ich in der Arbeit der Autorin erleben konnte, scheint für mich eher zu bescheiden durch. Dabei (oder vielleicht gerade deshalb?) waren ihre Arbeitsbedingungen nicht gerade günstig für gleichrangige Begegnungen mit PatientInnen und für ein Ankoppeln an deren autonome Positionen. Sie arbeitete als Diplom-Psychologin an einer von Rentenversicherungen getragenen Klinik, die als Mischung zwischen traditioneller Kur- und psychosomatischer Klinik fungierte. Diese Konstruktion wirkte unbeabsichtigt für viele Beteiligte als Generator von unklaren Beziehungsdefinitionen, sozusagen als institutionalisierte Konfusionstechnik. Die PatientInnen, die als PsychosomatikerInnen bezeichnet wurden, hatten häufig eher die Vorstellung, die beste Behandlung sei es, einige Fangopackungen etc. zu bekommen und sonst in Ruhe gelassen zu werden. Die Initiative für therapeutische Gespräche ging häufig von den Ärzten aus, indirekt auch von den Kostenträgern, die statt Berentung verständlicherweise Wiederherstellung der Arbeitsfähigkeit wollten. Diese Kontextbedingungen ließen bei den PatientInnen oft den kleinen Impuls von Eigenmotivation, den sie mitbrachten, vollständig verglimmen. Da wirkten die ressourcenorientierten systemischen und Ericksonschen Konzepte, zu deren Vermittlung ich dorthin eingeladen wurden, wie eine Labsal für die TherapeutInnen.
Mir selbst erging es aber manchmal bei unserer Zusammenarbeit durchaus ähnlich wie den dortigen KollegInnen: trotz eines kräftigen ressourcengestählten Optimismus ergriffen mich manchmal Zweifel, ob denn in diesem Kontext die sonst so bewährte systemische und Ericksonsche Arbeit wirksam werden könnte.
Wenn ich nun dieses Buch lese, kann ich nur mit Bewunderung reagieren. Aus meiner Sicht hat Elisabeth Reisch in meisterhafter Weise die Ideen des systemischen kontextorientierten Ansatzes für den Bereich psychosomatischer Probleme umgesetzt. Ich kenne keine Arbeit, die so elegant und dabei kongruent die Muster der psychosomatischen PatientInnen und die Interaktionsdynamik zwischen diesen, den BehandlerInnen und dem übergreifenden Kontext wertschätzend beschreibt und dabei sogar noch die wertvollen und nutzbaren Aspekte der pathologieorientierten Konzepte berücksichtigt. Sie hat damit konsistent ihren Ressourcenansatz sogar auf Konzepte angewendet, von denen sie sich mit gutem Grund kritisch wegentwickelt hat. Es wäre ja ein leichtes

gewesen, sich auf Kosten z. B. des Alexithymiekonzepts mit dessen Abwertung in gutem Licht erscheinen zu lassen (wie dies oft in einer platt verstandenen systemischen Argumentation zu finden ist). Daß sie dieser Versuchung widerstand und ihrer Haltung treu geblieben ist, macht dieses Buch um so wertvoller auch für Interessierte, die aus der Pathologietradition der Psychotherapie kommen und erst vorsichtig Kontakt mit den hier dargestellten Ansätzen aufnehmen wollen. Man muß nicht erst einmal (wie früher die psychosomatischen Patienten) das bisher Vertraute und auch Bewährte abwerten und über Bord werfen, um von Neuem profitieren zu können. Und von diesem Neuen hier können wir alle sehr viel profitieren.

Heidelberg,
im Februar 1993

Dr. G. Schmidt
Milton-Erickson-Institut

1. Einführung: Psychotherapie mit dem psychosomatischen Patienten – zum Scheitern verurteilt?

> Alle Humanität beruht auf der gar nicht so selbstverständlichen Fähigkeit des Bewußtseins, sich nicht als den denken zu müssen, der man ist, sondern jenen anderen als den, der man sein könnte.
>
> *Hans Blumenberg*

Stellen wir uns folgende Situation vor:
Ein Patient betritt das Therapiezimmer. Er blickt hilfesuchend und mit deutlich spürbarem Leidensausdruck seinen Therapeuten an und beginnt, von seinen Problemen zu erzählen. Er erkennt, daß es einen Unterschied gibt zwischen seinem inneren Erleben und seinem äußeren Verhalten, er spürt, daß er seine Wünsche zuwenig klar äußert, und ist deshalb unzufrieden mit sich selbst. Der Therapeut sitzt ihm schräg gegenüber, nickt verständnisvoll und hilft dem Patienten mit gezielten Fragen, sich seiner Problematik auf immer tieferer Ebene zu nähern. Das eingeschaltete Tonband wird vom Patienten willig akzeptiert, sein leises Surren unterstreicht die wohlig-entspannte und zugleich konzentrierte Atmosphäre im Raum. Der Patient ist froh, endlich einen Termin beim Psychotherapeuten bekommen zu haben und freut sich darüber, 50 Minuten lang sich selbst ernst nehmen zu dürfen mit einem Therapeuten an der Seite, der so freundlich und zugewandt ist. Er ist zwar etwas aufgeregt und findet es schon ungewöhnlich, einem fremden Menschen so viel von sich selbst zu zeigen. Er akzeptiert die für seine Verhältnisse recht hohen Kosten für die Therapie als unumgänglich und bedankt sich am Ende der Sitzung beim Therapeuten auch noch für dessen Bereitschaft, ihm seine Zeit und seine Hilfe zur Verfügung zu stellen. Beide verabschieden sich in gutem

Einvernehmen, der Patient verläßt lächelnd und schon etwas hoffnungsfroher als vor der Therapiestunde den Raum, der Therapeut nutzt die zehn Minuten bis zum nächsten Patiententermin für eine Tasse Kaffee und macht sich so routiniert einige Notizen über den Therapieverlauf, daß er vielleicht sogar noch Zeit dafür hat, seinen Einkaufszettel fertig zu schreiben und sich lustvoll darüber Gedanken zu machen, was er am Abend gern essen möchte.
Der Tag könnte so angenehm und friedlich weiterverlaufen, würde nicht als nächster Patient Herr A. kommen, der schon zweimal telephonisch recht unfreundlich und barsch den Termin verschoben hat und auch heute zu spät erscheint. Der Psychotherapeut, ein sonst gutmütiger und toleranter Mensch, spürt so schon im Vorfeld etwas Ärger in sich aufkommen, nimmt sich aber vor, im Erstkontakt trotzdem zugewandt und vorurteilsfrei zu sein und erst zu sehen, wie sich das Verhältnis entwickelt. Er hätte den Patienten zwar wieder abweisen können, seine Warteliste ist lang genug, und er hat es eigentlich nicht nötig, sich mit unzuverlässigen Klienten herumzuärgern, aber der Internist in der Stadt, sonst für Psychotherapie wenig aufgeschlossen, hat gerade bei diesem Patienten zum ersten Mal um seine Hilfe gebeten – und dies gefiel dem Psychotherapeuten schon.
Der Patient kommt also zu spät, betritt das Therapiezimmer keineswegs hilfesuchend, sein deutlich gezeigter Leidensdruck bezieht sich nicht auf seine eigene Person, sondern auf die Tatsache, zum Psychotherapeuten geschickt worden zu sein. Er erzählt schon an der Tür, sein Hausarzt und auch der später hinzugezogene Facharzt hätten ihn dringend dazu aufgefordert, diesen Termin wahrzunehmen. »Freiwillig wäre ich bestimmt nicht hier.« Der verwirrte Psychotherapeut und der ihm in seinem Auftreten doch recht unangenehm erscheinende Patient nehmen nach einigem Hin und Her dann doch Platz, das Tonband einzuschalten wagt der Therapeut nicht, ebensowenig wie er sich entspannt zurückzulehnen fähig wäre, um erst einmal zu hören, was der andere von ihm wolle. Der Patient ist auch überhaupt nicht froh über den Termin, sondern fühlt sich sichtlich unwohl, mißverstanden und auf die »Psychoschiene« abgestellt. Der immer noch freundlich blickende Psychotherapeut entlockt ihm dann doch die Bereitschaft, über seine bisherige Odyssee zu berichten: Seit über sechs Jahren schon habe er starke Schmerzen in der Magengegend, so schlimm, daß er

sich vor Schmerzen krümme und schon die verschiedensten Spezialisten aufgesucht habe. Nach seinen üblichen Hausarztbesuchen habe er immerhin schon drei verschiedene Internisten konsultiert, zweimal sei er zur diagnostischen Abklärung stationär aufgenommen worden. Es seien dabei Magengeschwüre festgestellt worden, die unterschiedlich verordnete medikamentöse Therapie habe jedoch nie einen dauerhaften Erfolg gebracht. Da sich sein Zustand innerhalb der letzten Jahre eher verschlechtert als verbessert habe und nun auch noch periodisch auftretende Migräneattacken hinzukämen, seien die Ärzte allmählich hilflos geworden. Nun habe man ihn zum Psychotherapeuten geschickt. »Warum, das weiß ich auch nicht so genau.« Er habe es nicht mit den Nerven, sondern wirkliche Schmerzen, auch wenn ihm dies wohl inzwischen niemand mehr glaube. Der letzte Internist, den er aufgesucht hat, habe ihm auch Fragen gestellt, wann die Schmerzen besonders schlimm seien, ob er sich besonders im Streß gefühlt habe, dies sei jedoch nicht der Fall. Die Schmerzen kämen wie vom Himmel geflogen, ab und zu seien zwar Wettereinflüsse zu bemerken. »Ansonsten lasse ich mir da nichts einreden.« Er wisse auch gar nicht, worüber er hier reden solle, mit seiner Familie sei alles bestens, und abgesehen von dem üblichen Streß in der Arbeit gäbe es da auch nichts Besonderes.

Dem Therapeuten signalisiert er damit unmißverständlich und klar, daß er nicht willens ist, über Probleme zu reden, die ja gar nicht existieren, und eventuelle Zusammenhänge zwischen seiner Lebenssituation und seinen Symptomen anzunehmen, die doch ganz unabhängig von irgendwelchen Äußerlichkeiten – oder gar »Innerlichkeiten« – sind. Der Psychotherapeut reaktiviert in dieser Situation sein sowohl gründlich angelesenes wie auch in Fortbildungsveranstaltungen angeeignetes Wissen über Psychosomatik, traut sich aber nicht so recht, dem Patienten dieses Wissen auch irgendwie mitzuteilen. Die Hypothesen, die er sich über die Zusammenhänge zwischen der Symptomatik und dem so deutlich angespannten Patienten macht, findet er gar nicht schlecht. Als dieser ihn jedoch mit nicht zu überhörender Skepsis fragt, was das hier solle und ob denn rumreden die Schmerzen wegnehmen könnte, gerät unser Psychotherapeut doch etwas aus der Fassung. Er sucht nach Worten, die erklären sollen, was Psychotherapie bedeutet, er erklärt dem Patienten, daß psychosomatische Probleme durchaus hierhergehörten, merkt aber an dessen Reaktion, daß seine etwas mühsam gesuchten Worte den anderen nicht da erreichen, wo sie ihn hätten erreichen sollen. Er selbst findet sich auch etwas oberlehrerhaft und ist jetzt darüber ganz froh, das Tonbandgerät nicht eingeschaltet zu haben (es ist ihm doch immer wieder etwas peinlich, den Kollegen in der Supervisionsgruppe solche Szenen vorzuspielen).

Über den weiteren Verlauf dieser Therapiesitzung läßt sich nur spekulieren: Ob und wie lang der Psychotherapeut weiterhin um Freundlichkeit zu ringen versucht, ob er eher mit konfrontativen Mitteln versucht, die 50 Minuten irgendwie hinter sich zu bringen, oder ob ihm eventuell andere, womöglich kreativere Möglichkeiten zur Beziehungsgestaltung einfallen, ist ungewiß. Wenn sich der Patient dann verabschiedet, vielleicht noch wütender als vorher und in seinen Vorurteilen der Psychoszene gegenüber noch verstärkt, vielleicht aber auch ganz erstaunt darüber, daß der Therapeut doch eigentlich ganz nett war, wenn auch etwas unsicher und nervös – dann bleiben in jedem Fall viele Fragen offen.

Welche Möglichkeiten gibt es, Beziehungen so zu gestalten, daß sie auch dann möglich und effektiv sein können, wenn der Patient zunächst einer Psychotherapie ablehnend gegenübersteht? Wie soll mit Patienten umgegangen werden, die ihre Symptome schicksalsergeben und als körperlich begründbar erleben und keinerlei Bezug zu ihrer Lebenssituation, geschweige denn zu ihren Gefühlen herzustellen willens sind? Was tun, wenn der Patient gar nicht freiwillig zur Psychotherapie kommt, sondern von Dritten (seinem Arzt oder seinem Ehepartner) geschickt oder motiviert wurde? Ist es in all diesen Fällen nicht sinnvoller und für beide Seiten angenehmer, auf psychotherapeutische Interventionen ganz zu verzichten? Was aber passiert mit den Symptomen, werden sie weiter eskalieren, durch medikamentöse Behandlung vernebelt oder auf andere Art und Weise mißverstanden?

Die Aufgabe dieses Buches liegt nun darin, dem Therapeuten effektive Möglichkeiten der Beziehungsgestaltung zur Hand zu geben. Dabei gehe ich von der klientenzentrierten Psychotherapie nach Rogers aus, die durch Einflüsse aus der systemischen Therapie ergänzt wird. Sinnvoll ist dies deshalb, weil neben der Beziehungsgestaltung zwischen Therapeut und Patient auch Einflußgrößen wie der Überweisungsmodus, die Bedeutungsgebung

Psychotherapie gegenüber sowie Auswirkungen des Therapiegeschehens auf den familiären und beruflichen Hintergrund des Patienten mit berücksichtigt werden müssen.

Das Dilemma des Patienten, der nach jahrelanger somatischer Behandlung das erste Mal einen Psychotherapeuten aufsucht, ist also folgendes: Er muß nach jahrelanger erfolgloser somatischer Behandlung bei starken körperlichen Beschwerden erkennen, daß die klassische Medizin mit ihren Methoden bei ihm scheitert. Gleichzeitig lebt er in der Vorstellung, daß seine äußeren Lebensumstände bestens geregelt seien. Sein inneres Erleben erscheint ihm – falls er sich überhaupt Fragen dieser Art stellt – als »völlig normal«. Die Wirkfaktoren einer Psychotherapie sind ihm darüber hinaus völlig unbekannt; die »Zumutung«, sich einer Psychotherapie unterziehen zu müssen, erlebt er als persönliche Abwertung, und sie ist häufig auch als solche von seiten der überweisenden Ärzten konnotiert. Aus dieser Konstellation ergibt sich nun folgende Pattsituation: Der Patient soll sich emotional selbstexplorativ in eine Therapiesituation begeben, die er doch als Zumutung und persönliche Abwertung erlebt. Der Therapeut seinerseits will mit dem Patienten in der für ihn gewohnten Art und Weise arbeiten und Hilfestellungen anbieten und erlebt die ständige verbale oder auch averbale Ablehnung seitens des Patienten. So werden auch gutgemeinte Angebote des Therapeuten vom psychosomatischen Patienten von vornherein entwertet, jegliche Annäherung an ihn scheint zu bedrohlich und für den Patienten, würde er das psychotherapeutische Kontaktangebot annehmen, gleichbedeutend mit der Abwertung seiner eigenen Person zu sein.

Es geht hier in diesem Buch um eine Form der Kontaktaufnahme zum psychosomatischen Patienten, die durch wertschätzende Empathie auf das alexithyme Beziehungsangebot des Patienten (kein psychischer Leidensdruck, keine Motivation zur Psychotherapie, Weigerung zur Selbstexploration usw.), zu reagieren fähig ist.

2. Standortbestimmung Psychosomatik – Von der analytisch-linearen zur systemischen Betrachtungsweise der Psychosomatik

> Die gemeine Medizin ist Handwerk. Sie hat nur das Nützliche im Sinn. Jede Krankheit, jede Verletzung sollte benutzt werden können zu jenem großen Zwekke.
>
> *Novalis*

Über den Begriff Psychosomatik ist schon so viel geschrieben, nachgedacht und wieder geschrieben worden, daß es zunächst kaum möglich zu sein scheint, etwas Neues hinzuzufügen. Psychosomatikbücher füllen Regale, die darin enthaltenen Gedanken befriedigen vielleicht den theoretisch interessierten Leser, weniger jedoch den Praktiker, der zwar die logisch-schlüssigen und teilweise sogar wissenschaftlich abgesicherten Ideen durchaus zu schätzen weiß, nicht jedoch die Tatsache, daß entweder nur sehr verallgemeinernde (man nehme etwas Autogenes Training hier, ein bißchen Biofeedback dort), nur wenige oder auch gar keine Gedanken zur Beziehungsgestaltung zu psychosomatischen Patienten darin enthalten sind.

Bevor nun begonnen werden kann, über eine sinnvolle Beziehungsgestaltung nachzudenken, sollte erst einmal der theoretische Standort bestimmt werden, von dem aus argumentiert wird. Psychosomatische Patienten sind nur dann zu therapieren, wenn klar ist, von welchem theoretischen Hintergrund aus ihre Symptomatik verstanden werden kann.

Wenn ich in diesem Kapitel eine psychosomatische Standortbestimmung wage, dann mit folgender Absicht: Zum einen soll klarwerden, welche Paradigmata es in der Psychosomatik gibt und welche unterschiedlichen Auswirkungen für die Erklärung psychosomatischer Symptome sich daraus ergeben. Des weiteren wird deutlich werden, welche therapeutischen Interventionen auf welchen theoretischen Vorannahmen basieren und welche Konsequenzen dies wiederum für die konkrete Therapeut-Patient-Beziehung hat.

Wenden wir uns nun dem Begriff Psychosomatik zu, dann wird schon von der Wortwahl her die Trennung zwischen »Psycho« auf der einen Seite und »Soma« auf der anderen Seite nahegelegt bzw. festgeschrieben.

Der Psychiater Heinroth war der erste, der 1818 den Begriff Psycho-Somatik, damals noch mit Bindestrich geschrieben, gebrauchte (Weiner, 1986, S. 363), die begriffliche Klärung steht heute immer noch aus und wird teilweise kontrovers diskutiert. So wird beispielsweise häufig Psychosomatik mit psychosomatischer Medizin gleichgesetzt, was wohl als Ausdruck eindeutiger Besitzansprüche zu werten ist.

Des weiteren weist der Begriff psychosomatische Medizin auch innerhalb der Medizin auf das von psychosomatisch orientierten Ärzten heftig kritisierte Mißverständnis hin, es handle sich um ein Teilgebiet, das allenfalls neben anderen Teilgebieten wie Chirurgie, Orthopädie usw. steht, keinesfalls jedoch Anspruch auf eine irgendwie geartete »Ganzheitlichkeit« erheben dürfte. Wenn schon psychosomatische Medizin, dann nur eingeordnet in traditionelle Schemata.

Neben der schwierigen Standortbestimmung und der Frage, wer nun für psychosomatische Störungen zuständig sei, ist ebenfalls ungeklärt, was unter psychosomatischen Störungen eigentlich zu verstehen ist. So werden psychosomatische Störungen zum einen zugeordnet zu sogenannten »klassischen psychosomatischen Krankheitsbildern«, die mit einer nachweisbaren Organschädigung einhergehen und von ihrer Ätiologie her als psychisch mitbedingt betrachtet werden. Die weit häufigeren funktionellen Störungen, bei denen kein morphologisches Substrat nachzuweisen ist, werden ebenfalls unter dem Oberbegriff Psychosomatik subsumiert, bzw. es werden neue Wortkreationen wie psychophysiologische Störungen (Birbaumer, 1977) entworfen. Schließlich gehören zu psychosomatischen Störungen auch noch primär organische Krankheitsbilder, die psychische Störungen nach sich ziehen, sogenannte somato-psychosomatische Krankheitsbilder (Häuser, 1985, S. 197).

Der Kreis schließt sich wieder, wenn im Klassifikationsschema DSM-III von der Idee ausgegangen wird, psychosomatische Krankheiten wären überhaupt keine Gruppe von Krankheitsbildern für sich, sondern jede Form somatischer Krankheiten könnte von somatischen, psychischen wie auch sozialen Faktoren determiniert sein.
Zusammenfassend kann also festgestellt werden, daß der Begriff Psychosomatik je nach Schulrichtung und theoretischer Konzeption unterschiedlich gebraucht wird und dadurch besticht, daß er jeglicher eindeutiger Festlegung entbehrt. Dies ist sicherlich nicht zufällig so, sondern hat seine Wurzeln in der Unklarheit des wissenschaftstheoretischen Ausgangspunktes.
Würde sich ein Begriff durchsetzen, der eher die Ganzheitlichkeit betont, hätte dies auch Auswirkungen auf den Krankheits- und Gesundheitsbegriff, die Frage nach Behandlungsmethoden und auf die Beziehung zwischen Arzt und Patient. Oder umgekehrt ausgedrückt: Solange implizit ein analytisch-dualistisches Konzept vorherrscht, wird damit auch eine Denkart festgeschrieben, die unser heutiges Gesundheitswesen kennzeichnet.
Wie jedoch kam dieses analytisch-dualistische Konzept zustande? Normalerweise findet an dieser Stelle ein Rückblick auf unser geschichtliches und kulturelles Erbe statt. In diesem Zusammenhang werden vor allem Newton und Descartes dafür verantwortlich gemacht, daß wir mechanistisch und ohne das Gefühl der Ganzheitlichkeit denken, in oft engstirnigem Kästchendenken verhaftet sind und ein dualistisch geprägtes Menschenbild (Psyche da, Soma dort) haben.
Doch ist dies wirklich so?
Descartes, dem das dualistisch geprägte Menschenbild als Grundlage der Spaltung in der Psychosomatik häufig angelastet wird, formulierte zu diesem Thema einen Satz, den man bei ihm nicht vermuten würde:
»Ferner lehrt mich die Natur durch jene Schmerz-, Hunger-, Durstempfindungen usw., daß ich meinem Körper nicht nur wie ein Schiffer seinem Fahrzeug gegenwärtig bin, sondern, daß ich ganz eng mit ihm verbunden und gleichsam vermischt bin, so daß ich mit ihm eine Einheit bilde.« (Descartes, 1641; zit. nach Meyer, 1987).

Ungeachtet dieser Aussage wurde die dualistische Lehre von der Medizin übernommen, »Schiffer und Fahrzeug« blieben getrennt. Das Interesse »für den lebendigen Kranken und nicht nur für dessen geschädigte Zellen« (Weiner, 1986, S. 362) fand sich zwar immer wieder bei Forschern wie auch Praktikern, letztlich setzte sich jedoch die Medizin als exakte Physikochemie durch und klammerte die Komplexität der Psychosomatik über lange Zeit aus.

So ist es also nicht Descartes, der dafür verantwortlich zu machen wäre, daß seine inzwischen schon angestaubten Ideen 300 Jahre später immer noch in den Köpfen unserer Gesundheitspolitiker ihr Unwesen treiben. Es stehen hier schon eher – und auch das ist ein alter, aber leider immer noch tragbarer Hut – machtpolitische Interessen im Vordergrund, die sich durch noch so passende, letztendlich preiswertere und für den Patienten weniger leidvolle Modelle nicht einfach verdrängen lassen.

Aber sind es wirklich immer nur die in ihrem Denk- und Handlungsmuster so linearen, analytischen und damit doch recht einseitig wirkenden Schulmediziner, die sich die ganzheitliche Sicht der Dinge durch die Anhäufung so vieler Einzelteile selbst verbauen?

Auch die Psychologie unterlag bisher dem Reiz, kausal-linear zu denken, zu forschen, einzuteilen. Die Behavioristen untersuchten Stimulus-Reaktions-Ketten, die Psychoanalytiker monierten diese mechanistische Sichtweise des Menschen, blieben aber mit Freuds Triebmodell dem traditionellen Denken treu.

Die Attraktivität, einzuteilen, zu ordnen, aufzuteilen und dann vielleicht wieder zusammenzusetzen, ist also nicht nur bei der einen oder anderen Berufsgruppe anzutreffen, sondern verbindet die sich sonst so häufig eher feindselig oder zumindest distanziert gegenüberstehenden Mediziner und Psychologen.

Liegen die Wurzeln dieses Denkens nun in unserem gemeinsamen kulturellen Erbe? Oder ist es schlichtweg einfacher, in klaren und geordneten Bahnen zu denken, als sich auf vielleicht zunächst komplizierter anmutende Modelle einzulassen?

An dieser Stelle erweist es sich als hilfreich, die bisher gewohnten analytisch-linearen Denkpfade zu erweitern und zusätzlich das Bedingungsgefüge der zu betrachtenden Phänomene mit einzubeziehen. Wie könnte dies aussehen?

Von der analytisch-linearen zur systemischen Betrachtungsweise am Beispiel eines Patienten mit rheumatoider Arthritis

Stellen wir uns folgende Situation vor: Ein Patient mit rheumatoider Arthritis interessiert sich dafür, seine Erkrankung nicht nur behandelt zu bekommen, sondern auch besser zu verstehen. Er beschäftigt sich mit der einschlägigen Fachliteratur. Mit dem medizinischen Fachwörterbuch auf dem Schreibtisch liest er dann etwa folgendes:

> Die chronische Polyarthritis (rheumatoide Arthritis), die häufigste Systemerkrankung des Bindegewebes, zählt zu den sogenannten Autoimmunerkrankungen. Sie ist gekennzeichnet durch eine chronische Entzündung der Gelenkkapselschleimhäute (Synovialmembran), die im weiteren Verlauf auch auf die Gelenkflächen übergreift. Das Gewebe in der Umgebung der Gelenke wird ebenso in den Entzündungsprozeß einbezogen. Darüber hinaus bestehen häufig Durchblutungsstörungen im Bereich der betroffenen Körperregion.
>
> Diese Prozesse führen zunächst an den kleinen Gelenken, insbesondere der oberen Extremitäten, zu Bewegungsschmerzen und Schwellung der Fingergrund- und Zwischengelenke. Bei Fortschreiten der Krankheit kommt es zu einer Versteifung der Gelenke in Fehlstellung, die Muskeln des betroffenen Bereiches verschmächtigen sich. Mitunter kommt es zu vorübergehenden Gelenkergüssen, Sehnenscheidenentzündungen und Schleimbeutelentzündungen. Da es sich bei der rheumatoiden Arthritis um eine Systemerkrankung handelt, kommt es auch zu einer Entzündung des Herzbeutels und der Herzmuskeln sowie der Arterien. Pigmentverschiebungen der Haut sowie Veränderungen der Haare und Nägel werden beobachtet.
>
> Pathophysiologische Grundlage dieser Veränderung ist eine Aktivierung der körpereigenen Immunabwehr sowohl auf zellulärer als auch humeraler Ebene. Aus nicht geklärter Ursache erkennt der Organismus die eigenen Synovialschleimhäute nicht mehr als körpereigenes Gewebe, sondern versucht auf der Basis einer immunologischen Abstoßungsreaktion dieses Gewebe zu zerstören und zu eliminieren. Diese Reaktion ist Abstoßungsreaktionen nach Nierentransplantationen etwa vergleichbar. Dies führt zu den bekannten entzündlichen Veränderungen im Gelenkbereich, was eine er-

neute Gegenreaktion des Organismus zur Folge hat. Durch den hieraus entstehenden Circulus vitiosus kommt es zu immer weiter fortschreitenden Zerstörungen im Gelenkbereich.
Diese Vorgänge spiegeln sich auch in den zu erhebenden Blutbefunden wider, es kommt zu einer Beschleunigung der Blutsenkungsgeschwindigkeit, Verschiebung des Bluteiweißmusters und zur Bildung der sogenannten Rheumafaktoren, die nichts anderes darstellen als eine Gruppe von Antikörpern, die im Zuge dieser immunologischen Reaktion gebildet werden.

Die rheumatoide Arthritis begleitet unseren Patienten bereits seit mehreren Jahren. Die bisherige medizinische Therapie beschränkte sich auf die Schmerzbehandlung und sogenannte Antiphlogistika, entzündungshemmende Medikamente. Da diese Behandlung für unseren Patienten nicht erfolgreich war, wechselte er den Arzt, nun kamen nach erneuter diagnostischer Abklärung und Bestätigung des Krankheitsbildes Steroide und Immunsuppressiva zum Einsatz. Ziel dieser therapeutischen Interventionen war das Zurückdrängen des Entzündungsprozesses – die Ursache der pathologischen Immunantwort konnte dadurch jedoch nicht beeinflußt werden.
Da die bisherigen Behandlungen den Patienten wenig befriedigten und die Schmerzen nur phasenweise zurückgingen, dann wieder auftraten, wurde ihm ein stationäres Heilverfahren vorgeschlagen. In diesem Heilverfahren sollten in erster Linie psychologische Ansätze die rein medizinischen ablösen bzw. ergänzen.
Unser Arthritis-Patient, der sich weiterhin darüber informieren möchte, was mit ihm passiert, erfährt beim Lesen der psychologischen Fachliteratur folgendes:

Psychologische Studien befassen sich in erster Linie mit der Frage nach möglichen Auslösesituationen der Krankheit und nach eventuell typischen Persönlichkeitsmerkmalen der Arthritis-Patienten. Auslösungssituationen werden häufig im Zusammenhang mit belastenden Ereignissen (life-events) beschrieben, unterschiedliche Untersuchungen kommen dabei jedoch zu unterschiedlichen Ergebnissen (Hermann, Schonecke, 1979).
Gemeinsames Merkmal an diesen Auslösern scheint jedoch zu sein, daß bisher abgewehrte Aggressionen mobilisiert werden und die Abwehr zum Zusammenbrechen zwingen. Akute rheumatische Schübe scheinen immer wieder mit Situationen einherzugehen, in denen die Patienten feindselige Gefühle zu unterdrücken versuchen,

> dies jedoch nur ansatzweise gelingt (Köhler, 1989, S. 205). Neben diesen scheinbar typischen Auslösesituationen werden in unterschiedlichen Studien Auffälligkeiten im Verhalten von Arthritis-Patienten beschrieben. Sie werden in der Regel als sehr duldsam, still, leidend und märtyrerhaft charakterisiert, autoaggressive Tendenzen seien ebenso auffällig wie eine gehemmt-aggressive Persönlichkeitsstruktur (Hermann, Schonecke, 1979).
>
> In diesen klinischen Eindrucksbeschreibungen finden sich noch Charakteristika wie Perfektionismus, der Drang zur Unabhängigkeit, Unterwürfigkeit, Zwanghaftigkeit und schlicht und einfach Nervosität (Bräutigam, Christian, 1986).

Der Patient freut sich zwar nicht über diese Zuschreibung von nicht gerade positiv zu nennenden Eigenschaften, will sich aber helfen lassen, egal wie (»Noch schlimmer kann es ja kaum noch werden«).

Er fährt zur Kur und findet das Angebot vor, Entspannungsmethoden zu lernen, um seine muskuläre Anspannung unter Kontrolle zu bekommen und so den Schmerz zu bekämpfen. Dies versucht er auch und bemüht sich redlich – doch ohne nennenswerten Erfolg.

Nach sechs Wochen stationären Aufenthaltes kommt er zurück nach Hause und wechselt – bereits zum dritten Mal – den behandelnden Arzt. Dieser ist Psychotherapie gegenüber aufgeschlossen und schlägt das erste Mal in der bereits siebenjährigen »Krankheitskarriere« vor, einen Psychoanalytiker aufzusuchen. Nach knapp einem Jahr Wartezeit erhält der Patient den ersten Termin, wegen mangelnder Motivation, zu starken Somatisierungstendenzen und des rein exogenen Leidensdruckes werden auch diese Gespräche nach 5 Sitzungen wieder abgebrochen.

Versuchen wir zunächst einmal zu verstehen, was dem Patienten therapeutisch in all den Jahren widerfahren ist und aus welchem theoretischen Selbstverständnis heraus dies geschehen konnte.

Zunächst zu den medizinischen Therapieansätzen: Wie wir sahen, beschränkten sich medizinische Interventionen auf die Schmerzbehandlung und auf die Gabe von Antiphlogistika. Bei nicht ausreichendem Erfolg kommen nun Immunsuppressiva, z. B. Kortison, zum Einsatz. Das Ziel, den Entzündungsprozeß zu stoppen, ohne die ursächliche pathologische Immunantwort des Körpers verstanden zu haben, zeigt in anschaulicher Weise die Erklärung eines Phänomens durch lineare Anordnung von Kausalketten, ein

Rückkopplungsmechanismus durch den Organismus wird nicht berücksichtigt. Die Frage, weshalb der Körper autoaggressive Tendenzen entwickelt, d. h. körpereigene Strukturen wie fremde behandelt, bleibt damit unbeantwortet. Eine Sinnhaftigkeit in einem größeren Rahmen ist auf dem Hintergrund dieser analytisch-dualistischen Denkhaltung kein Thema.

Wie sehen nun psychologische Erklärungs- und Therapieansätze aus? Überwinden sie die analytisch-dualistische Sichtweise, oder finden wir hier nur eine sogenannte Variation desselben Themas?

Wenn mit Autogenem Training, mit Biofeedback oder Jacobsons Muskelrelaxation versucht wird, gegen die muskuläre Anspannung von Arthritis-Patienten anzukämpfen, dann ist diese Vorgehensweise zwar kein schönes, aber leider typisches Beispiel für eine linear-unidirektionale Denkhaltung.

Systemische Überlegungen, ob es sich bei der zu bekämpfenden Symptomatik nicht eher um eine sinnvolle und kluge Ausdrucksweise des Organismus handeln könnte, finden hier in der Regel keinen Platz.

Wie kann nun – und dies ist das Ziel unserer Überlegungen – eine systemische Betrachtung beispielsweise der rheumatoiden Arthritis aussehen?

Die rheumatoide Arthritis wurde als autoaggressive Krankheit dargestellt insofern, als der Körper des Gelenkrheumatikers so tut, als wären seine Gelenkschleimhäute Fremdkörper, und sie folglich abzustoßen versucht. Im alten Paradigma eines linearen und unidirektionalen Zuganges wird folglich der Entzündung der Kampf angesagt, d. h. die weißen Blutkörperchen werden durch immunsuppressive Substanzen, wie beispielsweise Kortison, in ihrer Aktivität gehemmt.

Der psychologische Zugang, mit Entspannungsmethoden den Körper so weit zu beeinflussen, daß eine Muskelrelaxation eintritt, ist ebenfalls auf der Grundlage dieses Paradigmas logisch.

Die beschriebene medizinische wie auch psychologische Vorgehensweise ist an sich nicht als falsch oder richtig zu beschreiben, sondern auf der Grundlage eines ganz bestimmten Denkmodells zu begreifen.

Das neue Paradigma einer systemischen Sichtweise muß sich vom alten Paradigma eines linearen Zugangs nicht abgrenzen, sondern kann zur Ergänzung beitragen. Es geht darum, einen Schritt weiterzugehen, neue Fragen, die im herkömmlichen Denkmodell gar nicht relevant sind, aufzuwerfen, und sich so einer komplexeren Suchhaltung zu nähern.

In unserem Beispiel würde sich unter systemischem Blickwinkel die Frage stellen, was den Körper dazu bringt, sich so – auf den ersten Blick – »unlogisch« zu verhalten. Welche Idee könnte dahinter stehen, autoaggressiv zu sein, sich selbst zu zerstören?

Diese Fragen sind wieder nur sinnvoll, wenn von systemischen Grundlagen ausgegangen wird. Diese lassen sich nach Bertalanffy (1967, S. 67) folgendermaßen zusammenfassen:

»Ein System ist ein Komplex von Komponenten in einer selbst-regulierenden Interaktion; ein System zeigt multivariable Interaktion, Aufrechterhaltung des Ganzen im Zusammenspiel seiner Teilkomponenten; Systeme zunehmender Komplexität zeigen eine Multi-Ebenen-Organisation, Differenzierung, Zentralisierung und eine progressive Mechanisierung; es gibt eine steuernde und eine auslösende Kausalität; es gibt Regulierung, Evolution in Richtung vermehrter Organisierung und schließlich Zielbestimmtheit (goal-directedness).«

Wenn nun der Organismus des Gelenkrheumatikers unter diesen systemischen Gesichtspunkten betrachtet wird, so ergibt sich folgendes:

Die Störung im zellulären Bereich des Gelenkrheumatikers stellt nur eine Komponente im System dar. Symptomatische therapeutische Interventionen, schulmedizinischer wie auch psychologischer Art, bleiben nicht nur auf dieser eindimensionalen Stufe stehen, sondern stören darüber hinaus noch das Homöostase-Prinzip des Gesamtsystems.

Wie kann nun aber dieses »pathophysiologische Geschehen« als Teilkomplex im Gesamtzusammenhang verstanden werden?

Warum zerstört der Körper sich selbst, wie kann dies als sinnvoller Beitrag zur Aufrechterhaltung des Ganzen dienen?

Die beschriebenen Persönlichkeitsmerkmale des Gelenkrheumatikers sind dadurch gekennzeichnet, daß sie auf Dauer einem Zustand der inneren und äußeren Homöostase entgegenwirken. Unterdrückung feindseliger Gefühle beispielsweise kann auf der einen Seite verstanden werden als Überlebensstrategie von jemandem, der befürchtet, Aggressionen auszudrücken würde eine Katastrophe nach sich ziehen (Liebesentzug, Verlassenheitsängste usw.). Insofern ist dieses Verhaltensmuster funktional – auf dem Hintergrund der Erfahrung und der individuellen Weltsicht des Patienten – und dient einem höherwertigen Ziel (goal-directedness). Vom Gesamtsystem her betrachtet bringt dieses Verhalten jedoch das Gleichgewicht wieder ins Schwanken. Unterdrückung von Aggressionen, so verstehbar und einfühlbar es auf eine Art auch ist, gefährdet die Person gleichzeitig in hohem Maße. Die auf dem subjektiven Erfahrungshintergrund der Patienten als positiv empfundenen Auswirkungen dieses Verhaltens (kein offener Streit mit Beziehungspartnern, Vermeidung von Auseinandersetzungen usw.) haben einen hohen Preis (Nichtbeachtung eigener Grenzen, Mißachtung eigener Bedürfnisse usw.).

Das Dilemma ist offensichtlich: Aggression nach außen bedeutet Gefahr, keine Aggression nach außen bedeutet jedoch ebenfalls Gefahr. Auf der einen Seite droht die antizipierte Katastrophe von der Umwelt, auf der anderen Seite droht der Zusammenbruch eigener Kräfte.

In dieser Krise sichert die Krankheit ein neues Gleichgewicht und dient zur Aufrechterhaltung des Ganzen bzw. zum Überleben der Person (vgl. auch z. B. Alexander, 1971; Wirsching, 1986; Simon, 1988b).

Betrachtet man an diesem Punkt die pathophysiologischen und die psychologischen Merkmale des Gelenkrheumatikers, so besticht die Parallelität des Grundthemas »Aggression«. Wie wir gesehen haben, läuft auf zellulärer Ebene der gleiche Prozeß ab wie auf der Beziehungsebene des Patienten.

Auf einer Ebene läßt sich also die Sinnhaftigkeit und Logik des Krankheitsgeschehens ganz direkt beobachten, auf einer anderen Ebene ergeben sich durch die Krankheit selbst Auswirkungen, die wiederum zur Aufrechterhaltung des Gesamtsystems dienen:

1. Die Krankheit garantiert die Aufrechterhaltung des Status quo bezüglich des Selbstkonzeptes des Patienten und der Beziehungsgestaltung mit der Familie, mit Arbeitskollegen usw. Gleichzeitig schützt sie den Patienten vor Überforderungen und bewahrt ihn darüber hinaus auch davor, bewußt und offen die Verantwortung dafür tragen zu müssen (»Die Schmerzen sind schuld«). Könnte der Patient die Verantwortung selbst übernehmen, wäre die Krankheit wahrscheinlich gar nicht nötig.

2. Die rheumatoide Arthritis ist gekennzeichnet durch die Versteifung der Gelenke. Wiederum läßt sich fragen, welche Auswirkungen dies auf das Selbstkonzept des Patienten, auf seine Umwelt, auf das Gesundheitssystem usw. hat. Die Arthritis bewahrt den Patienten beispielsweise ganz konkret vor ständiger Fehlbelastung, sei es thermisch durch kaltes Wasser oder mechanisch durch Überanstrengungen. Der Körper sagt also auf unbewußter Ebene »nein«, kann also als Brems- bzw. Warnsignal angesehen werden.

Aus dem bisher Dargestellten ist deutlich geworden, daß es bei systemischen Überlegungen eher um die Frage nach Auswirkungen als um die Frage nach Ursachen geht, um die Frage nach Sinnhaftigkeit auf einer höheren Ebene als um die Suche nach Defiziten.

Werfen wir abschließend noch einen Blick auf die weiterführenden Ansätze in der Systemtheorie und deren Bedeutung für unser Thema Psychosomatik:

Die bisher geführten Überlegungen gehen – wie wir sahen – in erster Linie von einer Systemtheorie aus, die das Homöostase-Prinzip zur Grundlage hat. Die bisherige Systemtheorie beschäftigte sich also mit der Wechselwirkung (Feedback-Prozesse) innerhalb einer Systemebene. Wenn also z. B. ein Index-Patient psychosomatische Symptome produziert, lautet die Frage, wie die anderen Familienmitglieder darauf reagieren und in welcher Weise sich dadurch der Krankheitsprozeß stabilisiert.

Moderne systemische Ansätze (Maturana, Valera, 1990) fokussieren zunehmend auf den Aspekt von diskontinuierlichen Veränderungen. Das Interesse richtet sich dabei vor allem auf den sogenannten kritischen Punkt, in dem ein bisher balanciertes Gleichgewichtssystem in ein neues, sich wieder ausbalancierendes Gleichgewichtssystem überwechselt. Dabei zeigt sich, daß durch die sogenannte Perturbation (Maturana, Valera, 1990), d. h., durch vorübergehende Instabilisierung des Systems, diese Fluktuation von einem Zustand in den anderen ermöglicht wird. Von besonderem Interesse im psychotherapeutischen Bereich ist dabei die Überlegung, ob und inwieweit durch gezielte therapeutische Interventionen eine Steuerungsmöglichkeit besteht, in welchen neuen Zustand das System überwechselt.

Durch Perturbation wird ein System zwar instabilisiert, auf welcher neuen Ebene sich dieses System jedoch wieder organisiert, ist nach neuen wissenschaftlichen Gesichtspunkten zufallsabhängig (Gleick, 1988). Auf den psychotherapeutischen Bereich übertragen heißt das, daß das Ergebnis einer therapeutischen Intervention nicht bis ins letzte Detail voraussagbar ist. Die Frage kann also nur lauten: Welche therapeutischen Interventionen können die Wahrscheinlichkeit, ein gewünschtes Ziel zu erreichen, maximieren? Die alte Binsenweisheit, durch psychotherapeutische Interventionen nie alle Auswirkungen auf den Patienten bzw. auf sein System vorhersagen zu können, ist damit bewiesen, gibt uns gleichzeitig aber die besondere Verpflichtung auf, möglichst sorgfältig zu arbeiten.

Zusammenfassend kann also festgehalten werden, daß Systemtheorie zum einen auf das Prinzip der Homöostase fokussiert, zum anderen in modernen Ansätzen einen Schritt weitergeht und versucht, die nötigen Prozesse zu beschreiben, die dazu führen, daß ein Gleichgewichtszustand in einen neuen Gleichgewichtszustand übergeführt wird.

Für unser Thema der Psychosomatik ergibt sich nun folgende Überlegung:

Ein sogenannten Ulkus-Patient beispielsweise kann so lange symptomfrei leben, solange er sich in einem System bewegt, das für ihn auf intra- und interpersoneller Ebene konfliktfrei ist, solange seine innere Homöostase unberührt bleibt. Beim Auftreten von Konflikten, die ihm nicht anders bewältigbar erscheinen, kommt es zum Symptom »Ulkus« mit all seinen familiären, beruflichen und gesellschaftlichen Konsequenzen. Das System »symptomfreier Patient« wechselt also durch die entsprechende Perturbation (beispielsweise Konflikte innerhalb der Familie) in das System »Ulkus-Patient« mit all seinen Auswirkungen (Medikation, Fehlzeiten bei der Arbeit, stationäres Heilverfahren usw.). Für den hier interessierenden Ansatz geht es nun um die Frage, welche weitere Perturbation nötig ist, um das System »Ulkus-Patient« in ein neues System »symptomfreier Patient« zu überführen, das sich von dem bisherigen davon unterscheidet, daß Strategien für neue Konfliktverarbeitungen enthalten sind (z. B. verändertes Selbstbild, veränderte Kommunikation usw.). D. h., es ist nicht unbedingt nötig, möglichst lange und ausdauernd zu therapieren, um endlich eine Veränderung zu erreichen, sondern es geht darum, daß durch effektive Interventionen das bisherige System so weit

instabilisiert wird, daß sich ein neuer Zustand entwickeln kann.
Im Verlauf dieses Buches werde ich zeigen, daß anstelle der Abwertungsstrategie, die beispielsweise im traditionellen Alexithymie-Konzept deutlich zutage tritt, eine therapeutische Haltung der wertschätzenden Empathie genau diese Veränderungsmöglichkeit – und zwar in kurzer Zeit – ermöglichen kann.
Wenn die Bedeutungsgebung einer Symptomatik gegenüber durch therapeutische Interventionen verändert wird (Wertschätzung statt Abwertung), kann dies als alleiniger Perturbationsschritt die gewünschte Veränderung auf verschiedenen Ebenen herbeiführen.

3. Alexithymie – Widerstand oder kreative Beziehungsgestaltung des psychosomatischen Patienten?

»Selbstverständlich brauchen nicht alle zu einem echten Gespräch Vereinten selbst zu sprechen, schweigsam Bleibende können besonders wichtig werden.«

Martin Buber

Psychosomatische Patienten, die dem Psychotherapeuten Widerstand entgegensetzen (»Was soll ich denn hier, mir fehlt doch nur körperlich etwas«), können als Möglichkeit dienen, sich über fehlende Motivation zu ärgern, längst vergessen geglaubte Defizithypothesen neu zu beleben (»Der ist zu gestört, da kann man nichts machen«) und ressourcenorientierte Ansätze zumindest für eine Weile in Frage zu stellen.
Aussagen wie »Mir geht es psychisch total gut, wenn nur nicht die Schmerzen wären« sind jedem mit psychosomatischen Patienten arbeitenden Psychotherapeuten wohlvertraut, im Anfangskontakt wohl auch noch erträglich (»Dem werde ich schon noch zeigen, was w i r k l i c h mit ihm los ist«), nach mehreren frustrierend verlaufenen Stunden allmählich anstrengend (»Sollte ich es jetzt vielleicht lieber mit Körperübungen versuchen?«) und irgendwann einmal nur noch nervig (»Schon wieder dieser therapieresistente Patient, nur gut, daß nachher die depressive Frau X kommt, die merkt wenigstens, daß ich ein guter Therapeut bin«).
Was tun, wenn die wohlwollende und doch so gewährende Haltung des Gesprächspsychotherapeuten mit eisigem Schweigen beantwortet wird, wenn auf das gutgemeinte Angebot, über alles reden zu können, keine Reaktion erfolgt, wenn unsere ausgefeilten und wissenschaftlich belegten Theorien über psychosomatische Zusammenhänge ironisch belächelt werden?

Ist es dann nicht verständlich, daß irgendwann einmal das therapeutische Wohlwollen in Ärger umschlägt? Was soll man auch tun mit Patienten, die nicht in den psychotherapeutischen Rahmen passen?
Eine Möglichkeit besteht beispielsweise darin, psychosomatische Patienten und deren Beziehungsproblematik als so defizitär wahrzunehmen, daß unsere psychotherapeutischen Interventionen eben nicht greifen. Die wissenschaftliche Literatur vermag einen nach vielen frustrierend verlaufenen Therapiestunden traurig und hilflos gewordenen Therapeuten wieder aufzurichten und wirkungsvoll zu trösten: es gibt das Alexithymie-Konzept, ein Seelenbalsam für alle Psychotherapeuten, die schon fast ihr Selbstbewußtsein an der unnachgiebigen Mauer des psychosomatischen Patienten zerbröckeln befürchten.
Ist es nach so schwierigen und immer wieder gescheiterten Sitzungen nicht tröstlich und irgendwie wohltuend, von Patienten mit einem »Loch in der Ich-Struktur« zu lesen, von »primitiven Abwehrmechanismen« oder von »Normopathen«, die uns allen das Leben schwer machen? Verbindet uns Psychotherapeuten nicht über die einengenden Grenzen der jeweiligen Schulrichtungen hinaus das wohlige Bewußtsein, es gut zu meinen und Hilfe anzubieten, die doch bitte schön wenigstens auf ein bißchen Entgegenkommen des Patienten stoßen soll? Haben wir Psychologen, gerade auf dem Gebiet der Psychosomatik, nicht schon genügend Ärger mit den ärztlichen Kollegen, die uns Kompetenz absprechen bzw. erst gar nicht zubilligen – müssen jetzt auch noch die Patienten anfangen, an unserem – gesellschaftspolitisch betrachtet – noch gar nicht errichteten Standbein zu sägen?
Das Konzept der Alexithymie verspricht Rettung dort, wo nur noch Untergang vermutet wurde – Untergang der psychotherapeutischen Selbstachtung (»Bin ich ein schlechter Therapeut?«) und Untergang auch des psychotherapeutischen Selbstbewußtseins in Abgrenzung zu somatisch orientierten Kollegen.
Alexithymie, ein schönes und wohlklingendes Wort, wo so mancher erst einmal nachlesen muß, was es bedeutet, klingt wissenschaftlich gewichtig und seriös.
Es verhilft dem Psychotherapeuten zu mehr Selbstvertrauen, spricht ihn von Schuld frei und ermöglicht ihm ein Verharren in der altvertrauten Position desjenigen, der alles versteht und einordnen kann.

Der Patient ist derjenige, um dessen Defizit es geht, dies ist nachzulesen und scheint ebenso unerschütterlich zu sein wie die dicken Bücher, in denen dies geschrieben steht.

Alexithymie – was ist das eigentlich, was verbirgt sich hinter diesem Wort, welche konkreten Auswirkungen hat es auf die Patient-Therapeut-Beziehung?

Was würde es bedeuten und wie sähe es aus, Alexithymie nicht mehr abwertend, sondern als einen sinnvollen und kreativen Akt zu betrachten? Könnte es sein, daß Alexithymie weniger ein Persönlichkeitsdefizit ist, als daß es dem höherwertigen Ziel dient zu überleben? Welche Implikationen würden sich dabei – im Vergleich zum Defizitmodell – für die Beziehung zwischen Therapeut und Patient ergeben?

Bevor diese Fragen in diesem Kapitel näher betrachtet werden, soll zunächst einmal geklärt werden, was unter Alexithymie nun eigentlich genau verstanden wird.

Sah Freud psychosomatische Störungen noch als Sonderform der Neurose an (GW, 1, 1892–1899, S. 63), so zeigt sich in der letzten Zeit demgegenüber die Tendenz, Kriterien zur Abgrenzung psychosomatischer Krankheiten von Neurosen zu konstellieren.

Ging die psychoanalytische Psychosomatik bisher davon aus, das System könnte als symbolhafter Ausdruck eines intrapsychischen Konfliktes verstanden werden (Freud, GW, 1, 1892–1899; Groddeck, 1950; Mitscherlich, 1966 u. 1969), so wurde diese Vorstellung vor allem von der sogenannten französischen Schule abgelöst, die eher von einem »Defekt in der Ich-Struktur« (vgl. Marty, M'Uzan, David, 1963) sprechen. Arbeiten zum »Operativen Denken« und zur »Alexithymie« sollen die Hypothese untermauern, psychosomatisch Erkrankte wären gestörter, in ihrer Entwicklung auf einem früheren Niveau stehengeblieben und zur Konfliktbewältigung unfähiger als neurotische Patienten.

Als wesentliche Merkmale psychosomatischer Patienten gelten (vgl. Gerhards, 1988):

1. Sie sind nicht fähig, ihre Gefühle wahrzunehmen und zu beschreiben. Dies wurde von der amerikanischen Arbeitsgruppe um Nemiah und Sifneos (1970) mit dem Begriff »Alexithymie« gekennzeichnet und gilt als Hauptcharakteristikum dieser Patienten.
2. Des weiteren wird ein Mangel an symbolreicher Phantasie und emotionaler Ausdrucksfähigkeit beschrieben. Psychoso-

matische Patienten scheinen danach Schwierigkeiten zu haben, verschiedene Gefühle wie beispielsweise Angst, Wut und Traurigkeit auch differenziert wahrzunehmen.

3. Als weitere Auffälligkeit psychosomatischer Patienten wird ihr »automatistisch-mechanistisches Denken« geschildert. In Interviewsituationen fiel auf, daß diese Patienten am Konkreten hafteten, keine gefühlsmäßige Beziehung zum Interviewer aufnahmen (»relation blanche«) und ganz im allgemeinen eine »Beziehungsleere« auffiel.
4. Sich sozial konform zu verhalten, der äußeren Norm in besonderem Maße angepaßt, ist weiteres Charakteristikum. Sie versuchen, »wie jedermann« zu wirken, benutzen häufig das Wort »man« und tun alles dafür, nicht aufzufallen.
5. Im Zusammenhang mit der sozialen Konformität steht die Art und Weise, wie psychosomatische Patienten andere Personen wahrnehmen. Ebenso wie sie sich selbst darstellen, scheinen sie auch ihre Umgebung wahrzunehmen. Statt typische Charakteristika des Gegenübers zu erspüren, scheinen sie nur das äußere Verhalten in stereotyper Art und Weise zu bemerken.
6. Ihrer Symptomatik gegenüber wiederholt sich dieses Erleben insofern, als sie auch hier keine persönliche Beziehung aufnehmen, sondern distanziert und emotionslos über ihre Beschwerden berichten.

Dieses Konzept wurde nun sowohl von seiner theoretischen Konzeption her als auch auf methodisch-empirischer Ebene kritisiert. Die wesentlichsten Kritikpunkte lassen sich zusammenfassen.

1. Der Begriff Alexithymie wird einmal als Bezeichnung für ein Persönlichkeitsdefizit, ein andres Mal als Bezeichnung für eine Verhaltensauffälligkeit benutzt. Dies hat beispielsweise zur Folge, daß eine Beschreibung auf der Verhaltensebene (»Der Patient spricht nicht von seinen Gefühlen«) nicht klar getrennt wird von der Interpretation desselben Phänomens (»Der Patient ist unfähig, von seinen Gefühlen zu sprechen«).
2. Alexithymie wird als Disposition zu psychosomatischen Krankheiten angenommen. Dies widerspricht jedoch der Tatsache, daß ähnliche Merkmale bei anderen Patientengruppen, z. B. bei Borderline-Patienten, bei süchtigen Patienten, chronischen Kranken und Split-brain-Patienten, gefunden werden (vgl. z. B. Hoppe, 1989).

3. Die Untersuchungsbedingungen wurden bei der Konzeption des Begriffes »Alexithymie« zu wenig berücksichtigt. Cremerius (1977) beispielsweise kritisiert die kühle und distanzierte Interviewsituation mit psychosomatischen Patienten von seiten der Ärzte. Für ihn ist das Konstrukt Alexithymie ein kontextbedingtes Artefakt.
4. Auf das soziale Schichtgefälle zwischen Untersucher und Patient weist vor allem Schneider (1977) hin. Die spezifische Art der Kommunikation von sogenannten Unterschichtpatienten dürfe nicht mit dem Etikett Alexithymie belegt werden. Die Untersuchungen von Borens et al. (1977) zeigen, daß bei psychosomatischen Patienten der Unter- und Mittelschicht nur bei den ersteren das Merkmal »Alexithymie« gefunden wurde.
5. Die Art und Weise des Zuweisungsmodus hat Auswirkungen darauf, ob ein Patient als alexithym diagnostiziert wird oder nicht: Patienten, die freiwillig eine Psychotherapie beginnen, zeigen sich weniger alexithym als solche, die dazu gezwungen werden (Cremerius, 1979; Schulz, Volger, 1983).

Die Frage, ob Alexithymie nun ein Artefakt ist oder nicht, findet sich als häufiger Streit in wissenschaftlichen Veröffentlichungen (vgl. z. B. Ahrends, 1983a). Wer Übertragungs- und Gegenübertragungsphänomene ernst nimmt, mag sich fragen, ob die so häufig geschilderte Beziehungsleere der psychosomatischen Patienten die Therapeuten und Forscher auf diesem Gebiet als Gegenreaktion zu so leidenschaftlichen und in ihrem emotionalen Ausdruck heftigen Diskussionen verleitet.

Die Frage, wodurch Alexithymie verursacht sein könnte, reicht von neurophysiologischen, neurobiochemischen und biochemischen Defiziten (Ahrends, 1983a) bis hin zu Entwicklungsstörungen bei Lernprozessen (Verknüpfung von Wort und Gefühl hat nicht stattgefunden) und psychodynamischen Überlegungen. Auch hier besticht die Forschung durch unterschiedliche Konzepte, zur differenzierteren Betrachtung wird auf die einschlägige Literatur verwiesen (z. B. Kapfhammer, 1985; Thomas, 1986; Gerhards, 1988).

Bei der Durchsicht der bisherigen Alexithymie-Forschung kann man sich schwer des Eindrucks erwehren, daß es wohl einfacher ist, sich über den Patienten Gedanken zu machen, als der Frage nachzugehen, wie man mit ihm ins Gespräch kommen könnte (vgl. auch Ullrich, 1989). Vielleicht verleitet auch hier der alexithyme Patient den Psychotherapeuten oder Forscher zu viel kognitiven Anstrengungen und verhindert so die gefühlsmäßige Auseinandersetzung mit ihm selbst als Person im konkreten Hier und Jetzt.

Alexithymie – eine Beziehungsstörung zwischen Therapeut und Patient ?

Wenn Beteiligte einer Interaktion gegenseitigen Einfluß aufeinander ausüben, stellt sich die Frage, wie dieser gegenseitige Prozeß zwischen Arzt bzw. Psychotherapeut und alexithymen Patienten aussehen mag. Betrachtet man die Beziehung zwischen diesen beiden Interaktionspartnern, so stellt dies natürlich nur einen Ausschnitt des gesamten Ökosystems des Patienten dar. Ebenso wichtig ist das Beziehungsgeflecht zwischen dem Patienten und seiner Symptomatik, im größeren Rahmen die Beziehung zum Gesundheitssystem und zum gesellschaftspolitischen wie auch kulturellen Hintergrund. Die dyadische Beziehung zwischen Therapeut und Patient bzw. zwischen Patient und seiner Symptomatik ist wiederum nur als vernetzt in größeren Systemen zu verstehen.
Hier interessieren uns zunächst einmal die Kontextbedingungen, die der psychosomatische Patient antrifft, wenn er eine Arztpraxis betritt im Vergleich zu einer Psychotherapeutenpraxis.
Um sich in die Lage des Patienten zu versetzen, ist es also zunächst einmal nötig, genau die Situation zu verstehen, in der er sich befindet und in der dann unsere Begegnung stattfindet.
Was passiert in der Beziehung zwischen somatisch orientiertem Arzt und psychosomatischem Patienten?
Ein psychosomatischer Patient erlebt seine körperlichen Beschwerden ohne Bezug zu seiner psychischen Gesamtbefindlichkeit. Er sucht einen Arzt auf mit dem Auftrag, seine Schmerzen zu beseitigen, etwas gegen seine Beschwerden zu tun. Der somatisch orientierte Arzt entspricht den Erwartungen des Patienten, das gleiche Paradigma von Gesundheit und Krankheit verbindet und

schafft eine erste Basis des Kontakts. Der Patient fühlt sich verstanden auf verschiedenen Ebenen: Zum einen in seinem bewußten Wunsch, einen Verbündeten gegen seine Beschwerden zu finden, zum anderen in seinem unbewußten Wunsch, die Distanz zu seinen Gefühlen bewahrt zu behalten. Der Arzt verschafft ihm eine Nähe, die er annehmen kann und verletzt gleichzeitig nicht sein – durch sein alexithymes Verhalten deutlich gemachtes – Bestreben nach Distanzierung.

Der Arzt entspricht also der Erwartung des Patienten, wenn er sich auf den somatischen Bereich konzentriert. Dieses im gegenseitigen Einvernehmen aufrechterhaltene Arrangement ist häufig über Jahre stabil, ein Gleichgewicht scheint sich einzupendeln zwischen Phasen des Wohlbefindens und Gesundheit des Patienten und Phasen von vermehrten Beschwerden und Krankheit. Erst wenn dieses Gleichgewicht instabil wird, sei es von seiten des Patienten (Symptomeskalierung) oder von seiten des Arztes (»Schon wieder dieser nervige Patient«), droht ein Zusammenbruch der bisher reibungslos funktionierenden Beziehung.

Die Regeln des Kontextes sind klar und eindeutig definiert. Der Arzt ist der Helfer, er ist verantwortlich für den Erfolg der Behandlung, er entscheidet in der Frage der Diagnose wie auch der Therapie. Die Rolle des Patienten ist festgelegt auf die des Rat und Anordnungen Befolgenden (vgl. auch »compliance«-Diskussion), er bleibt passiv und reagierend.

Der Arzt und der Patient sind sich über diese Regeln einig. Der Kontext wird markiert durch den Arzt im weißen Kittel, die Anordnung der Plätze im Arztzimmer, die Hektik und Betriebsamkeit, das volle Wartezimmer usw. Die Bedeutung, die der Patient diesen Kontextmarkierungen gibt, ist abhängig von seinen eigenen Erfahrungen, seinem bisherigen Weltbild und bestätigt wiederum den Arzt in der Beibehaltung seiner Rolle.

Die Trennung zwischen kompetentem Arzt auf der einen Seite und hilfesuchendem Patient auf der anderen Seite setzt sich fort in der Behandlungsstrategie. Für das lineare Denken folgerichtig ist es, die internalen Störungen des Patienten durch äußere Variablen verursacht anzusehen. Die Idee, daß die Störung »durch komplexe Orientierungs- und Umstrukturierungsleistungen« (Gerl, 1985, S. 201) des Patienten selbst vollbracht werden könnte, ist in diesem Bezugsrahmen kein Thema.

Der Arzt als externaler »locus of control« setzt im Laufe der Zeit zur Bekämpfung der Symptomatik eine Maschinerie in Gang, die dem Patienten in der Regel über lange Zeit hinweg das Gefühl gibt, wirklich ernst genommen zu werden (»Er tut wirklich alles für mich«).

Nach oft jahrelangen Bemühungen im somatischen Bereich entschließt sich nun der Arzt häufig dazu, die Symptomatik nicht mehr für körperlich, sondern für seelisch bedingt zu halten. Dieser abrupte Wechsel kann nur dann passieren, wenn von einem Leib-Seele-Dualismus ausgegangen wird und die Person nicht von vornherein als ganzheitlich betrachtet wird. Die Neudefinition »seelisch bedingt« ist nun nach all den Anstrengungen und der vergeblichen Mühe nicht wertneutral oder gar empathisch gemeint, sondern geht mit einer deutlichen Diskreditierung des Patienten einher und löst bei ihm je nach seiner eigenen Grundstruktur verständlicherweise Verwirrung, Kränkung oder Wut aus.

Die möglicherweise nun erfolgende Überweisung zum Psychotherapeuten ist auf diesem Hintergrund wiederum nicht wertneutral wie die Überweisung zu einem Facharzt, sondern impliziert häufig ein vom Arzt wie vom Patienten gleichermaßen empfundenes Abschieben auf die »Psychoschiene«.

Diese kontextabhängigen Überweisungsbedingungen und das subjektive Erleben des Patienten zu verstehen ist Voraussetzung für eine nun stattfindende Psychotherapie.

Wie ist nun dieses – uns geläufige und nichtsdestoweniger immer wieder zu hinterfragende – psychotherapeutische Beziehungsangebot genau zu beschreiben? Charakteristische Merkmale der Beziehung zwischen Psychotherapeut und psychosomatischem Patienten sind den Bedingungen in der somatischen Therapie diametral entgegengesetzt: Zum einen wird durch die Fokussierung auf den psychischen statt auf den somatischen Bereich der Erwartung des Patienten nicht entsprochen. Das Weltbild des Psychotherapeuten über Gesundheit und Krankheit entspricht nicht dem Weltbild des Patienten, es fehlt in der Regel ein gegenseitiges Einvernehmen. Aus diesem Grund findet meist dann auch gar keine Therapie statt bzw. nur bei extrem hohem Leidensdruck oder unter Zwang.

Die Regeln in der Therapie sind – anders als im Kontakt zum somatisch orientierten Arzt – für den Patienten nicht eindeutig definiert. Je nach therapeutischer Schulrichtung finden sich andere Implikationen, die der Patient oft nicht von vornherein durchschauen kann (strukturiertes Vorgehen bei Verhaltenstherapeuten, die Möglichkeit zur freien Assoziation bei Psychoanalytikern, das Fokussieren auf den Körperausdruck bei Bioenergetik- und Gestalttherapeuten usw.).

Gemeinsames Merkmal aller psychotherapeutischen Richtungen ist jedoch, daß dem Patienten eine Selbstverantwortung für die Symptomatik zugesprochen bzw. abverlangt wird, die er in seiner bisherigen Krankheitskarriere nicht kannte. Anordnungen zu befolgen war im somatischen Setting erwünscht, im psychotherapeutischen Setting droht bei gleichem Verhalten die Gefahr einer Pathologisierung.

Die für den Patienten unklaren, in jedem Fall ungewohnten Regeln im psychotherapeutischen Kontext haben zur Konsequenz, daß kein offenes Aushandeln über Rollendefinition stattfinden kann und folglich auch kein Konsens gefunden wird.

Der Kontext wird im psychotherapeutischen Setting markiert durch einen je nach Schulrichtung meist leger gekleideten Psychotherapeuten, einer im Vergleich zu einer Arztpraxis eher spärlichen Einrichtung, einer Sitzordnung ohne schützenden Schreibtisch dazwischen, manchmal sogar dem Angebot, »gemütlich« auf Matratzen zu sitzen, was eine Intimität voraussetzt und schafft, die der alexithyme Patient wohl kaum annehmen wird.

Wenn das Behandlungskonzept dann noch auf der vielleicht gutgemeinten Regel basiert, der Patient könne reden, worüber er wolle, alles wäre gleichermaßen wichtig und relevant, dann wird sich der Patient in seinem Weltbild und der Definition seiner Symptomatik nicht verstanden fühlen.

Die hier aufgezeigten charakteristischen Merkmale des psychotherapeutischen Beziehungsangebotes machen es dem alexithymen Patienten nicht nur schwer, die Therapie anzunehmen, sondern beinhalten darüber hinaus noch Double-bind-Botschaften.

Double-binds, die von wohlwollenden Psychotherapeuten ausgehen – gibt es die wirklich?

Wenn wir uns einmal ganz genau die Beziehung anschauen, die möglicherweise und realiter gar nicht so selten zwischen somatisch orientiertem Arzt und Psychotherapeuten anzutreffen ist, so stoßen wir auf bedeutsame Implikationen, derer wir uns zumindest bewußt sein sollten. Die Konkurrenz zwischen somatisch orientiertem Arzt und Psychotherapeuten beeinflußt die Beziehung zum Patienten, vor allem wenn es sich noch um einen nicht ärztlichen Psychotherapeuten handelt. Er befindet sich im Spannungsfeld zwischen zwei sich bekämpfenden Fronten, die beide »nur das Beste für ihn wollen«, was gleichbedeutend damit ist, ihn vor der Gegenseite bewahren zu wollen – eine Konstellation, die ihm von seiner Ursprungsfamilie her nicht fremd sein dürfte.

Entscheidet er sich für den einen, bedeutet das automatisch Verrat am anderen. Dieses Entweder-Oder in der Psychosomatik ist auch hier kennzeichnend und hat Auswirkungen, welche die Alexithymie bestärken: Der vom somatischen Lager abgegrenzte oder sich selbst abgrenzende Psychotherapeut hat in dieser Position wenig Spielraum, dem Patienten frei und unabhängig zu begegnen. Wer um die Achtung seiner eigenen Position kämpfen muß bzw. kämpft, wird im Beziehungsangebot zum Patienten in Gefahr sein, offene oder auch unausgesprochene Botschaften auszudrücken, die den Patienten wiederum in seiner Freiheit beschränken. Der Standort des Psychotherapeuten – »Sieh doch ein, daß es psychisch ist«, oder »Ich helfe dir, wenn du meinen Standpunkt übernimmst« – zeigt, daß das Paradigma einer linear-kausalen Weltsicht mit umgekehrtem Vorzeichen von der traditionellen Schulmedizin übernommen wurde.

Neben der Tendenz einer deutlichen Abgrenzung zum somatischen Therapieangebot beinhaltet der psychotherapeutische Kontakt mit dem alexithymen Patienten die Gefahr, daß Meta-Regeln gültig werden:

»Sprich vertrauensvoll über deine Gefühle, ich lasse Dich im unklaren darüber, was dann passiert.«

»Du öffnest Dich, ich öffne mich nicht.«

»Mach Nähe, ich bleibe distanziert.«

»Ich nehme Dich als Geamtpersönlichkeit an, aber nur, wenn Du introspektionsfähig bist.«

»Sei autonom, aber komme meinen Erwartungen entgegen.«

Der Patient findet also möglicherweise im psychotherapeutischen Kontakt Double-bind-Situationen vor, denen er sinnvollerweise mit alexithymem Verhalten begegnen kann. Alexithymes Verhalten wird sicherlich nicht durch die Therapeut-Patient-Beziehung »verursacht«, aber aufrechterhalten. (Daß es hier um Verursachungen sowieso nicht geht, darauf wurde schon mehrfach hingewiesen.)

Neben den Schwierigkeiten des Settings und der Gefahr von Double-bind-Botschaften gibt es einen weiteren Hinweis für die Beziehungsstörung zwischen Psychotherapeut und Patient – vielleicht sogar der wichtigste in dieser Erörterung. Er bezieht sich auf die Gefühle, die der Patient im Therapeuten auslöst. Wie wenig diese Gefühle von Empathie und Wertschätzung getragen sein können, zeigen die Parallelen der frühen Mutter-Kind-Beziehung und der aktuellen Beziehung zwischen Therapeut und alexithymen Patienten.

Wie ist dies zu verstehen?

Zur Ätiologie psychosomatischer Störungen finden sich in der psychoanalytischen Literatur in erster Linie frühe pathogene Einflüsse, insbesondere Störungen der Mutter-Kind-Beziehung (vgl. z. B. Müller-Braunschweig, 1980; Kapfhammer, 1985).

Mütter von später psychosomatisch erkrankten Patienten lehnten ihre Kinder oft unbewußt ab, wären dominierend, kalt, narzißtisch und zugleich überfürsorglich (Kernberg, 1978).

Auffällig seien »nicht empathische Reaktionen von seiten der nächsten Pflegeperson, die beispielsweise Gefühle des Kindes nicht erwidert, in unerwarteter Weise reagiert oder das Kind durch abrupte Handlungen traumatisiert« (Müller-Braunschweig, 1980, S. 50).

Vergleicht man die hier geschilderten Störungen der frühen Mutter-Kind-Beziehung mit Störungen in der aktuellen Beziehung zwischen Therapeut und Patient, kann man nicht umhin, deutliche Parallelen feststellen zu müssen.

So findet sich beispielsweise immer wieder der Hinweis, Mütter von später erkrankten Psychosomatikern lehnten ihre Kinder unbewußt ab. Ablehnungen, unbewußter oder bewußter Art, lassen sich jedoch auch in Beschreibungen wiederfinden, die psychosomatische Patienten charakterisieren sollen.

Schon 1948 weist Ruesch auf das »primitive Funktionieren« psychosomatischer Patienten hin, auf die »unreife und infantile Persönlichkeit«, die zu den charakteristischen »Defekten« führt.

Sifneos (1973) beschreibt das »verarmte Phantasieleben«, fokussiert auf die Defizite der Patienten mehr, als daß er auch eventuelle Fähigkeiten in Betracht zieht.

Findet sich dann noch das Etikett »Normopath« (McDougall, 1982), dann zeigt sich in anschaulicher Weise die implizite wie auch explizite Wertung, wenn es darum geht, psychosomatische Patienten zu beschreiben.

Wenn davon ausgegangen wird, daß die frühe Mutter-Kind-Beziehung durch einen Mangel an Empathie und Einfühlsamkeit gekennzeichnet ist, so wiederholt sich dieser Mangel in tragischer Weise in aktuellen Situationen gerade dort, wo eigentlich ein Hilfsangebot zu erwarten wäre. Die Art von Charakterisierung zeigt die emotionale Einstellung der Therapeuten ihren Patienten gegenüber. Dies wird Auswirkungen auf das Beziehungsangebot des Therapeuten haben, auf die Beziehungsgestaltung und ebenfalls auf den Erfolg oder das Scheitern der Therapie.

In anschaulicher Weise findet sich dies in Transkripten von Interviewsituationen (Marty, de M'Uzan, David, 1963, in deutscher Übersetzung von Cremerius et al., 1979). Ohne das eigene Beziehungsangebot zu reflektieren, werden alexithyme Merkmale bei Patienten konstatiert, die auf die »kreuzverhörartige Befragung« (Rost, 1983, S. 33) nicht frei assoziieren und damit der psychosomatischen Behandlungstechnik entsprächen, sondern distanziert und ohne die Preisgabe eigener Gefühle zu reagieren wagen.

Diesen Schutzmechanismus haben psychosomatische Patienten – geht man von der psychoanalytischen Sicht der Mutter-Kind-Beziehung aus – schon früh gelernt und wenden ihn in ähnlich strukturierten Situationen wieder an. Insofern dürfen die emotionale Einstellung der Therapeuten und ihr Beziehungsangebot für die Patienten altvertraut sein. Die nicht empathischen Reaktionen des Therapeuten, ablesbar aus der negativen und wenig wertschätzenden Charakterisierung der Patienten (s. o.), der mißglückte averbale Dialog zwischen Mutter und Kind, später zwischen Therapeut und Patient, die unerwarteten, durch abrupte Handlung bestimmten Reaktionen der Mutter, später des Therapeuten, wenn er für den Patienten ebenso unerwartet und wenig durchschaubar sein Behandlungskonzept und die darin enthaltenen Erwartungen an den Patienten aufrechtzuerhalten versucht, bei Mißlingen der Kontaktaufnahme den Patienten diskreditiert, all dies zeigt Parallelen, die es zu bedenken gilt. Die Parallelen zu der frühen Mutter-Kind-Beziehung beleuchten die Gefahr, ein altes Beziehungsmuster zu wiederholen und damit die Therapie zum Scheitern zu

bringen. Der Patient lädt aufgrund seiner individuellen Erfahrungen zur Beziehungsgestaltung und seines Weltbildes den Therapeuten dazu ein, sich genauso zu verhalten, wie er es unbewußt erwartet, befürchtet, gleichwohl inszeniert.
Welche Möglichkeit hat nun der Therapeut, aus dieser meist averbal angebotenen Beziehung auszusteigen, den Patienten trotzdem anzunehmen und ihm therapeutisch hilfreich zu begegnen? Wie würde es beispielsweise aussehen, die charakteristischen alexithymen Züge der Patienten zu begreifen als sinnvolle, dem Kontext angepaßte Überlebensstrategien? Welche Auswirkungen hätte dies auf das Beziehungsangebot des Therapeuten und auf die Interaktion zwischen Therapeut und Patient? Es geht um Auswirkungen, die die frühen Erfahrungen des Patienten nicht wiederholen, sondern neue Erfahrungen ermöglichen, die das alte Weltbild relativieren.

Alexithymie – Ausdruck einer kreativen Beziehungsgestaltung?

Es wurde bereits mehrfach darauf hingewiesen, daß Alexithymie als Persönlichkeitsdefizit einer eher statischen, Situationsbedingungen nicht berücksichtigenden Weltsicht entspricht, Alexithymie als Beziehungsstörung von der Bedeutung des jeweiligen Kontextes ausgeht.
Die Notwendigkeit der Einbeziehung des Kontextes und die sich daraus ergebenden unterschiedlichen Implikationen illustriert Schmidt (1985, S. 36) in anschaulicher Weise:

> »Zwei Männer mit leichter Bekleidung begeben sich auf ein viereckiges Podest. Ein dritter, vollständig bekleideter, kommt dazu. Alle drei verhalten sich für einen Moment freundlich. Dann ertönt ein Geräusch, worauf die leicht bekleideten Männer wie wild aufeinander einschlagen. Eine größere Menge von Menschen, die um das Podest herumsitzen, jubeln und schreien dabei. Nach längerem Hin und Her, mit Unterbrechung durch den Dritten oder durch das Geräusch, fallen sich beide, allerdings sehr lädiert, wieder freundschaftlich in die Arme. Ein Beobachter, der völlig unvertraut ist mit

der Kultur, in der sich dieses Ritual abspielt, dürfte einigermaßen verwirrt sein (sagen wir z. B. ein unschuldiger Wilder aus einer völlig unzivilisierten Einöde). Er registriert so inkongruente Verhaltensweisen der Beteiligten, daß er vielleicht an ihrem Geisteszustand zweifelt. Versucht er doch Sinn in das Geschehen zu bringen, so nimmt er vielleicht an, die Beteiligten seien psychisch krank oder vermutet, sie seien böse, kriminell o. ä.. Den Dritten hält er vielleicht für jemanden, der Anstiftung zur Körperverletzung begeht, von den anderen Beobachtern ganz zu schweigen. Würde er sich auch berufen fühlen einzugreifen, würde die Art der Intervention je nach Einschätzung in Richtung Psychiatrie gehen (falls er eine solche Institution kennen würde) oder aber in Richtung Polizei. Für dysfunktional, gestört in irgendeiner Weise, würde er das Ganze mit großer Wahrscheinlichkeit halten. Ist er aber vertraut mit der Kultur, weiß er, daß dieses Ritual als ›Boxen‹ bezeichnet wird, findet es möglicherweise im Rahmen eines Ereignisses statt, dem das Etikett ›Olympiade‹ verliehen wurde, dann überrascht es ihn nicht, daß derjenige, der am besten verletzen konnte, keineswegs bestraft oder behandelt wird, sondern als glorreicher Sieger gefeiert und hoch dotiert wird. Sein Verhalten würde dabei als ausgesprochen funktional in diesem Kontext erscheinen.«

Das gleiche beobachtbare Verhalten, das zeigt diese Geschichte, beispielsweise auch die Alexithymie, kann je nach Bezugssystem eine völlig andere Bedeutung bekommen. Will man Alexithymie als sinnhafte und beziehungsgestaltende Interaktionsmöglichkeit verstehen, so empfiehlt es sich, die kontextuellen Bedingungen, in denen der Patient lebt, näher zu betrachten.

Tut man dies, so kann Alexithymie als Fähigkeit betrachtet werden, Beziehungen im Gleichgewicht zu halten und auf sensible Art und Weise für eine stimmige Nähe-Distanz-Regulation zu sorgen. Wie ist dies zu verstehen?

Emotionen zu äußern hat die Funktion, in Interaktionen »Handlungsaufforderungen« (Simon, 1988a) zu geben und Beziehungsangebote zu machen. Wenn die Pariser Schule Alexithymie definiert als die Unfähigkeit, Gefühle zu äußern, so ist die Frage, was es – systemisch betrachtet – für Auswirkungen hätte, wenn Gefühle geäußert würden.

Gefühle nicht zu äußern garantiert – jedenfalls gemäß dem Weltbild des Patienten – Stabilität und Gleichgewicht.

Welche Konsequenzen hätte der »gesunde« Ausdruck von Gefühlen, welche Befürchtungen ruft allein die Vorstellung einer solchen Interaktion hervor?
Gefühle zu verbalisieren bedeutet, irgendwann etwas zwischen sich selbst und dem Gegenüber in Gang zu bringen, in Schwingung zu versetzen. Es zieht in der Regel eine Handlungsaufforderung nach sich. Der Satz »Du machst mich wütend« kann nicht ohne Reaktion des Gegenübers bleiben. Diese antizipierte Reaktion ist es jedoch, die den Satz entweder ermöglicht, im Ausdruck unklar werden läßt oder ganz verhindert.
Hat ein Kind die Befürchtung, die Mutter würde beispielsweise auf eine klar geäußerte Wut in einer restriktiven, verletzenden oder angstauslösenden Weise reagieren, so ist es, bezogen auf diesen Kontext, sinnvoll und unter Umständen sogar überlebensnotwendig, zu schweigen oder gar zu lächeln. Die reale oder befürchtete Erfahrung des Verlassenwerdens bedeutet für ein Kleinkind in der eigenen Hilflosigkeit eine Katastrophe, die es in jedem Fall zu verhindern gilt. Die Lernerfahrung, sich alexithym zu zeigen und sich damit das Wohlwollen des Interaktionspartners zu sichern, ist als erfolgreiche Strategie zum Überleben sinnvoll.
Die Frage bei der Pathologisierung des alexithymen Verhaltens ist nun, ob der psychosomatische Patient gemäß dem Defizitmodell nur alexithym sein kann oder je nach Kontextbedingung in seinem Erleben und seinem Verhalten unterschiedlich reagiert.
Am Beispiel einer alexithym diagnostizierten Herzphobikerin will ich das näher erörtern:

> Eine 53jährige Patientin verspürt seit sechs Jahren immer sogenannte »Herzattacken«. Dabei empfindet sie starkes Herzjagen, Stechen in der Brust, Schweißausbrüche, erschwertes Atmen bis hin zur Luftnot und Todesängste. Diese »Anfälle« traten meist in der Nacht auf, zweimal mußte bereits der Notarzt geholt werden. Die organische Abklärung im Krankenhaus ergab keinen pathologischen Befund.
> Nachdem die Patientin auch von ihrem Hausarzt als organisch gesund befunden wurde, wurden ihre Beschwerden als funktionelle Herz-Kreislauf-Dysregulation diagnostiziert, ein später hinzugezogener Psychiater teilte ihr den Begriff »Herzneurose« zu.
> Im Laufe der Jahre fühlt sich die Patientin von Ärzten immer mehr unverstanden, als Simulantin abgestempelt und nicht ernst genom-

men. Ihre »Anfälle« steigern sich im Laufe der Zeit so sehr, daß sie von der Familie gedrängt wird, der Empfehlung eines Internisten nachzukommen und einen Psychiater aufzusuchen. Dieser versucht zunächst, mit Tranquilizern direkt auf ihre Angst einzuwirken. Da dies nur bedingt erfolgreich ist, schlägt er ihr Autogenes Training vor, um gegen ihre inneren Spannungen anzugehen. Da auch diese Maßnahmen nicht zum gewünschten Ergebnis führen, überweist sie der Psychiater zu einem psychoanalytisch orientierten Psychotherapeuten, »damit Sie mal über alles reden können«.

Diese Gespräche finden dann auch statt, werden von ihr jedoch nach 15 Sitzungen abgebrochen, »weil man so was ja nicht einfach wegreden kann«.

In dem vom Psychotherapeuten verfaßten Gutachten ist dann zu lesen, daß es der Patientin an der Symbolisierung ihres Erlebens fehle, sie ihre Herzsymptomatik hartnäckig auf somatischer Ebene zu interpretieren versuche und sie zu keinem gefühlsmäßigen Kontakt, der als therapeutischer Ausgangspunkt genutzt werden könnte, fähig sei. Diagnostisch handle es sich um eine alexithyme Grundstruktur, psychotherapeutisch könne nur eine stationäre Langzeittherapie in Frage kommen und einigermaßen erfolgversprechend sein. Es sollte sich auch um eine Einrichtung mit »straffer Führung« handeln, der Widerstand der Patientin sei bei einem freiwilligen, ambulanten Angebot zu groß. Zu dieser Langzeittherapie ist die Patientin jedoch nicht bereit.

In der Zwischenzeit eskaliert die Symptomatik so sehr, daß die Patientin die Rente beantragt hat. Daraufhin wird sie von ihrem Rentenversicherungsträger angehalten, ein stationäres Heilverfahren durchzuführen, da davon auch die Bewilligung der Rente abhängig gemacht wird (Kur vor Rente). Die Patientin willigt gezwungenermaßen ein (»Was bleibt mir denn anderes übrig«). So lernte ich sie kennen.

Was läßt sich aus dem bisher geschilderten Verlauf erkennen?
Die Patientin sieht ihre Symptomatik als etwas Fremdes an, die Anfälle kämen wie vom Himmel geflogen. Sie hat Angst vor dem, was da in ihrem Körper passiert, und holt sich Verbündete von außen, um mit ihrer Angst nicht allein dazustehen (»Allein fühle ich mich diesen Dingen da völlig ausgeliefert«). Diese Hilfe bekommt sie in Form von diagnostischen Abklärungen, Medikamenten, Autogenem Training und schließlich psychotherapeutischen Gesprächen. All diese Interventionen sind darauf ausgerichtet, etwas gegen die Symptomatik zu tun, die Patientin

davon zu befreien. Auf all diese Hilfsangebote läßt sie sich auch bereitwillig ein, jedoch nur bis zu einem bestimmten Punkt. Immer dann, wenn sich eigentlich eine Veränderung ergeben könnte und sie in ihrem bewußten Denken mit Hilfe der Therapeuten auch daraufhinarbeitet, eskaliert die Symptomatik, und alles bleibt so, wie es war.

Auf einer anderen Ebene gestaltet sie mit Hilfe ihrer Symptomatik Beziehungen zu Fachleuten: Nähe und Distanz sind gleichermaßen gesichert. Sie bindet die Energie und Aufmerksamkeit ihres Gegenübers durch den deutlichen Appell und den Ausdruck ihrer Hilflosigkeit, auf der anderen Seite schützt sie die somatische Seite ihrer Symptomatik vor zuviel Nähe und gefühlsmäßiger Auseinandersetzung (»wenn die Herzschmerzen weg wären, hätte ich auch keine Angst mehr«).

Diese Homöostase, seit Jahren aufrechterhalten und immer wieder neu ausbalanciert, kann in ihrer Sinnhaftigkeit nur verstanden werden, wenn das individuelle Glaubenssystem der Patientin sowie der familiäre und gesellschaftspolitische Hintergrund mit einbezogen werden. Welche Konsequenzen hätte es, wenn die Symptomatik tatsächlich, sei es durch medikamentöse Einwirkung, Autogenes Training oder Psychotherapie, zum Verschwinden gebracht werden könnte?

Auf der individuellen Ebene zeigt sich bei unserer Patientin das bei Herzphobikern so bekannte Bild einer ausgeprägten Ambivalenz zwischen Angst vor Verlassenwerden und gleichzeitigem Streben nach Selbständigkeit (vgl. auch Ermann, 1986). Der Balanceakt zwischen Trennung und Anklammern ist einer Gratwanderung vergleichbar, der Absturz auf die eine Seite wird als ebenso gefährlich und vielleicht tödlich phantasiert wie der Absturz auf die andere Seite. Diese Gratwanderung ist allein mit dem Verstand nicht zu bewerkstelligen, schon deshalb nicht, weil die Patientin von ihrem bewußten Denken her gar nicht »weiß«, daß sie sich überhaupt auf einer solchen Gratwanderung befindet. Der Organismus bietet mit präzisen, in der Situation notwendigerweise eingesetzten Herzattacken eine relative Sicherheit – wenn auch immer wieder aufs neue gefährdet.

Der Konflikt zwischen Autonomie und Anklammern ist für unsere Patientin – und vielleicht typischerweise für alle Herzphobiker – deshalb so brisant, weil für sie nur ein Pol der Ambivalenz in seiner Ausschließlichkeit denkbar ist. So ist Nähe gleichbedeutend mit völliger Hilflosigkeit und dem anderen ausgeliefert sein, Distanz bedeutet einen Alleingang durchs Leben, fernab von jeglichem Kontakt.

Diese in der Patientin so extrem erlebten Pole eines Konfliktes wären sicherlich psychotherapeutisch angehbar, jedoch nur in einem Kontext, der nicht auf eine rasche Veränderung oder »Genesung« fokussiert. Dies würde nämlich das familiäre Beziehungsgeflecht in seinem Gleichgewicht empfindlich stören, und es muß ihm deshalb, beispielsweise mit dem Verhalten »Alexithymie«, entgegengewirkt werden. Alexithymes Verhalten stellt eine Möglichkeit der Patientin dar, den fein ausbalancierten Status quo aufrechtzuerhalten. Diese Strategie dient der intrapsychischen wie auch kontextbezogenen Sicherheit der Patientin.

In unserem Beispielsfall zeigt sich: Die Nähe-Distanz-Regulierung wurde bisher von dem Ehepaar dadurch gesichert, daß der Mann den Part des nach außen orientierten, weltoffenen und unabhängigen Teils einnahm, die Frau für die Sicherung der Nähe zuständig war. Dieses über Jahre hinweg bestehende Gleichgewicht geriet zum ersten Mal ins Wanken, als der Ehemann einen Herzinfarkt erlitt und seine Außenkontakte beschränkte. Daraufhin zeigte sie »Emanzipationsbestrebungen«, es wurde ihr zu Hause zu eng. Eine zweite Änderung ergab sich, als der einzige Sohn des Ehepaares in eine weiter entfernte Stadt zum Studieren zog. Daraufhin entwickelte die Patientin Herzattacken, was wiederum mehr Nähe sicherte und beispielsweise den Ehepartner bewog, seine Tätigkeit im Außendienst aufzugeben und sich eine ruhigere Arbeit am Heimatort zu suchen.

Neben diesen familiären Faktoren, auf die hier nur kurz eingegangen werden sollte, wird auch der gesellschaftspolitische Hintergrund relevant, wenn es gilt, die Homöostase, die durch das System gesichert wird, in einem weiteren Rahmen zu begreifen.

Das gesellschaftlich geprägte Bild des widerstandsfähigen und erfolgreichen Mannes läßt kaum einen beruflichen Abstieg ohne Sanktionen zu. Der Ehemann der Patientin, selbst körperlich krank und nach seinem Herzinfarkt zu einer Relativierung seiner Lebensweise angehalten, schafft den beruflichen Wechsel nur, weil ihn die Angstsymptomatik seiner Ehefrau dazu »zwingt«. Diese Tatsache war es auch in erster Linie, die die Patientin dazu brach-

te, sich bisher so erfolgreich gegen jegliche therapeutische Interventionen, solange sie auf ein Verschwinden der Symptomatik zielten, zu wehren.
Die positive Würdigung der Symptomatik als beziehungsgestaltende und aufrechterhaltende Fähigkeit steht damit im Mittelpunkt. Alexithymie kann, so betrachtet, ein für den Patienten sehr wirksames Verhalten sein, Loyalitätskonflikte zu vermeiden, eigene Bedürfnisse zu schützen und zu wahren, bedrohlich erlebte Veränderungsimpulse abzuwehren und damit den, wenn auch nicht komplikationslos, so doch wenigstens einigermaßen sicher erlebten Status quo aufrechtzuerhalten.

Alexithymie – eine Möglichkeit für Psychotherapeuten, vom Patienten zu lernen?

Das Vorgehen, Eigenschaften, Gefühle, Verhaltensweisen zunächst beim Patienten wahrzunehmen und uns Psychotherapeuten erst im zweiten Schritt, quasi als Reagierende, zu definieren, ist uns altvertraut. Die psychoanalytische Terminologie der Übertragung und Gegenübertragung legt dieses Vorgehen auch schon begrifflich fest. Wer jedoch nun was auf wen zuerst überträgt, ist fraglich und bedarf einer näheren Betrachtung.
Für Psychotherapeuten ist es natürlich von besonderer Attraktivität, zunächst in nur eine bestimmte Richtung zu beobachten und zu argumentieren. Die Aussage »Der Patient hat mich wütend gemacht« oder die ebenfalls im Psychojargon übliche Variante »Der Patient hat mich dazu gebracht, wütend zu werden« impliziert die hier immer wieder erwähnte Prämisse, nämlich die der linearen Kausalität.
Die Alexithymie-Forschung, die sich häufig als »Großunternehmen zur Charakterisierung und Abmessung ›unergiebiger‹ und ungeeigneter Patienten ...« versteht (Ullrich, 1989, S. 3), hat ebenfalls festgelegt, wer Subjekt und wer Objekt zu sein hat – unter Ausklammerung kontextueller Phänomene.
Wie würde es eigentlich aussehen, wenn diese sogenannte Selbstverständlichkeit von Übertragung und dann erst Gegenübertra-

gung unter einem anderen Blickwinkel betrachtet würde? Die Frage bezüglich unseres Themas »Alexithymie« ist nun, wer hier eigentlich wen spiegelt.

Um der Beantwortung dieser Frage etwas näher zu kommen, schlage ich zunächst einen Kontextwechsel vor. Dieser empfiehlt sich immer dann, wenn altvertraute Denkmuster nicht mehr flexibel genug sind, sich selbst in Frage zu stellen.

Ein kleines Beispiel soll unseren Sachverhalt von einer anderen Perspektive aus beleuchten:

Ein Touristikunternehmen bietet sorgfältig ausgewählte Reisen an. Die Ziele sind attraktiv und versprechen durch ihre reizvolle Lage einen angenehmen Aufenthalt. Es stehen gut ausgebildete Reiseführer zur Verfügung, sprachgewandt und in ihrem jeweiligen Fach versiert. Die Organisation ist nahezu perfekt, das Preis-Leistungs-Verhältnis annehmbar, und Urlauber gäbe es eigentlich genug. Nur – sie kommen nicht. Wie reagiert das Touristikunternehmen? Die Wahl der Orte wird neu überdacht, das Klima mit einkalkuliert, Hotels und Reiseleitung werden überprüft und noch vieles mehr. Nur eines wird das Touristikunternehmen wohl kaum tun: das Angebot weiterhin für optimal und angemessen zu halten, nur die Kunden für unfähig zur Einschätzung wahrer Qualität. Welches Touristikunternehmen würde Untersuchungen finanzieren, die ihm die wissenschaftliche Rechtfertigung darüber geben, daß die Persönlichkeitsstruktur der Urlauber defizitär ist? In diesem Fall könnten beispielsweise Fragebogen entwickelt werden, die die eingeengte Wahrnehmungsbreite von Urlaubern einschätzen und ihnen ihre Erlebnisfähigkeit absprechen oder doch zumindest skalenmäßig erheblich einschränken. Möglich wäre auch, das pathologische Urlaubsverhalten der Elterngeneration mitzubedenken und zur Erklärung der leeren Betten hinzuzuziehen.

Es darf vermutet werden, daß ein Touristikunternehmen beim Vorschlag, all dies zu tun, Ironie und Sarkasmus ernten würde. Selbst wenn es die Idee, die Verantwortung über die fehlenden Urlauber abschieben zu können, attraktiv fände, könnte es sich auf Dauer eine solche Vorgehensweise wohl kaum leisten. Es würde wohl eher den mühsameren Weg einschlagen, die Ziele neu zu überdenken (Umweltverschmutzung, Zersiedelung usw.), die Hotels zu überprüfen (Betonwüsten, unpersönliche Leitung usw.),

die Reiseleiter zu befragen (problematische Beziehung zu den Urlaubern, Fachwissen ohne gefühlsmäßige Betreuung usw.) und vieles mehr.
Dieses Beispiel wie auch der Inhalt des folgenden Kapitels mag befremdlich klingen für all diejenigen, die die schützende Geborgenheit des bisherigen Alexithymie-Konzeptes zu schätzen gelernt haben. Die Welt einzuteilen in »richtig« und »falsch«, »kompetenter Therapeut auf der einen Seite«, »alexithymer Patient auf der anderen« – all diese Einteilungen bestechen durch ihre Klarheit und Eindeutigkeit, bergen jedoch gleichzeitig die Gefahr, die Interpunktion im Kontext so zu setzen, wie es einem selbst am angenehmsten erscheint.
Wie sähe es aus, wenn diese willkürlich gesetzte Interpunktion in Frage gestellt würde?
Welche Implikationen gäbe es, wenn der Therapeut, statt auf Abwertung und Defizit zu fokussieren, seine Realitätskonstruktion insofern ändern würde, als er die Probleme und Schwierigkeiten der Interaktion mit dem psychosomatischen Patienten als Chance zum kreativen Weiterdenken begreifen würde?
Besteht die Möglichkeit, zu einer koevolutiven Begegnung in der Therapie zu gelangen – und wie sähe das aus?
Das Beziehungsmuster, das der alexithyme Patient zu seinem Symptom einnimmt, verhindert Heilung. Er ist geprägt von Kampf (»Diese Schmerzen will ich so schnell wie möglich loswerden«), Wut (»Wenn diese blöden Schmerzen nicht wären«) und Distanzierung (»Die haben mit mir nichts zu tun«).
Das Beziehungsmuster, das der Therapeut dem alexithymen Patienten entgegenbringt, verhindert ebenfalls Heilung, wenn es von ähnlichen Gefühlen geprägt ist. Eine dysfunktionale Beziehung beruht in der Regel auf einer negativen und abwertenden Bedeutungsgebung den Phänomenen gegenüber, die ich im Gegenüber wahrzunehmen glaube. Phänomene, die beim alexithymen Patienten immer wieder beschrieben werden, betreffen seine Weigerung, sich psychotherapeutisch behandeln zu lassen, wenn eine Therapie doch zustande kommen sollte, »zu mauern« und keine Gefühle zu zeigen oder die Therapie schnell und für den Therapeuten oft ohne ersichtlichen Grund wieder abzubrechen.
Wie können diese für den Therapeuten auf den ersten Blick doch so unangenehm wirkenden Verhaltensweisen des alexithymen Pa-

tienten in einem anderen Licht gesehen werden? Was können wir von ihm sogar lernen, wenn wir seine Verhaltensweisen weniger als gestört, sondern als angemessen und vielleicht sogar klug begreifen?

Der alexithyme Patient macht uns mit seinem Verhalten auf einige bedenkenswerte Implikationen von Psychotherapie aufmerksam, mit denen uns andere Patienten (z. B. die »Therapiewilligen«, die »von uns Abhängigen«, die »Schwachen«) in der Regel weniger konfrontieren.

Die Chance, vom alexithymen Patienten zu lernen, betrifft die Möglichkeit, Machtmißbrauch in der Therapie zu reflektieren, therapeutische Ansprüche zu relativieren und die eigene Authentizität und therapeutische Kompetenz von Patienten »gespiegelt« zu bekommen.

Wenden wir uns diesen Aspekten im einzelnen zu:

Die Möglichkeit, Machtmißbrauch zu erkennen

Psychotherapie verlangt eine Delegation von Macht an den Therapeuten insofern, als dieser vom Patienten einen Auftrag und die Erlaubnis bekommt, ihm nahezutreten, seine Anamnese zu explorieren, Emotionen anzusprechen, die er sonst vielleicht lieber für sich behält usw.

Dieses Beziehungsarrangement, das per definitionem einseitig und künstlich ist, da es normalen Alltagsbeziehungen weder gleicht noch gleichen darf, kann dann leicht zum »fruchtbaren Boden für subtilen Machtmißbrauch« werden (Klingelhöfer, 1989, S. 55).

Der alexithyme Patient schützt den Psychotherapeuten vor diesem Machtmißbrauch, indem er die »Verführungsangebote für mißbräuchlichen Umgang« schlichtweg verhindert (Klingelhöfer, 1989, S. 55).

Diese Verführungsangebote gehen mehr von sich abhängig machenden und depressiven Patienten aus, die dem Therapeuten das Gefühl von Wichtigkeit und Überlegenheit geben, eine Versuchung zur neurotischen Verstrickung für den Psychotherapeuten, die er vom alexithymen Patienten nicht befürchten muß. Diese

neurotische Verstrickung kann dem Therapeuten unter Umständen nicht nur das vielleicht angestrebte Gefühl von Einflußnahme und Macht geben, sondern könnte gerade auch niedergelassenen Psychotherapeuten eine hohe Stundenzahl und eine sichere Einnahmequelle garantieren.
Ob der alexithyme Patient eine Chance zum kreativen Weiterdenken oder schlichtweg zum Ärgernis wird, ist also auch hier kontextabhängig.

Die Möglichkeit, eigene therapeutische Ansprüche zu relativieren

Alexithyme Patienten weigern sich per definitionem, das psychotherapeutische Beziehungsangebot zu schätzen oder überhaupt anzunehmen. Damit depotenzieren sie Therapeuten, die oft jahrelang mühsame und teure Ausbildungsgänge hinter sich gebracht, wissenschaftlich fundierte Theorien erlernt haben und darüber hinaus auch noch eine begleitende Selbsterfahrung oder Lehranalyse – nicht immer freiwillig – akzeptieren mußten, um die angestrebte psychotherapeutische Qualifikation wenigstens in Form eines Scheines vorweisen zu können. Und dann kommen nach all den Jahren Patienten, die diese Kompetenz einfach nicht akzeptieren wollen. Kann hier noch die Chance und Möglichkeit wahrgenommen werden, von dieser Art von Patienten zu lernen?
Der alexithyme Patient weist uns unsere Grenzen und verhindert Omnipotenzgefühle, die bei Ansprüchen wie »Ganzheitlichkeit«, »fully functioning personality« oder ähnlichen Begriffen bei uns Psychotherapeuten leicht aufzusteigen drohen.
Die volle Entfaltung des Patienten anzustreben, all seine Potentiale zu entwickeln und je nach Schulrichtung noch die transzendente Ebene mit einzubeziehen, kann ein für den Patienten wertvolles und positives Angebot bedeuten, hat jedoch seine Grenze dort, wo dies nicht als Angebot, sondern als Anspruch an den Patienten gestellt wird und es im Zuge dieser hohen therapeutischen Ansprüche »zu einer Abwertung der jeweils notwendigen und völlig menschlichen kleinen Lernschritte« führt (Klingelhöfer, 1989, S. 59).

Der Patient bewahrt uns so mit all seiner Skepsis und seinem deutlich spürbaren Mißtrauen vor der Gefahr therapeutischer Höhenflüge (die sich übrigens besonders gern nach ereignisreichen Workshops einzustellen pflegen) und lehrt uns Bescheidenheit.
Die Ideologie des »Alles ist machbar, packen wir es an« weicht vielleicht einem respektvolleren Suchen und Geschehenlassenkönnen von Entwicklungsprozessen, die ja oft gerade dann verhindert werden, wenn man sie zu aktivieren versucht.

Die Möglichkeit, Authentizität und therapeutische Kompetenz zu überprüfen

Der Patient, der sich im psychotherapeutischen Kontakt alexithym zeigt, konfrontiert uns im Hier und Jetzt mit einem Beziehungsangebot, auf das zu reagieren in jedem Fall eine Herausforderung darstellt. Er legt therapeutische Uneindeutigkeit an den Tag und zeigt uns in schonungsloser Offenheit unsere therapeutischen, aber auch unsere menschlichen Schwächen. Eigene unbewußte Impulse zu agieren (beispielsweise als »Helfer für die Hilflosen«), Grenzen, die der Patient bewußt oder unbewußt setzt, nicht zu respektieren, ihn zur Übernahme der eigenen Weltsicht zu motivieren oder pädagogisch-dogmatische Gespräche mit Therapie zu verwechseln – all dies mag mit bestimmten Patientengruppen bedauerlicherweise über weite Strecken gelingen, mit dem alexithymen Patienten mit Sicherheit nicht.
Alle Therapieformen, die, wie subtil auch immer, manipulativ sind, oder die Grenzen, die der alexithyme Patient setzt, nicht respektieren, werden von ihm entlarvt und mit »Therapieresistenz« beantwortet.
Kaum ein Patient wird uns unsere neurotischen Verstrickungen und therapeutischen Inkompetenzen so deutlich vor Augen halten wie der alexithyme Patient – ein Grund, ihn zu bekämpfen oder von ihm zu lernen?
In diesem Kapitel soll der Weg von einer linear-dualistischen Betrachtungsweise hin zu einer mehr die gegenseitigen Interaktions-

bedingungen berücksichtigenden Sichtweise deutlich geworden sein.

Die therapeutische Beziehung kann dann als erfolgverspechend angesehen werden, wenn der Therapeut das Defizitmodell verläßt und zu einer Sichtweise des Patienten gelangt, die seine Fähigkeiten und positiven Verhaltensweisen fokussiert. Um den therapeutischen Prozeß unter dem Aspekt betrachten zu können, inwieweit der Therapeut wertschätzende und kongruente Empathie zu realisieren vermag, werden im nächsten Kapitel die klientenzentrierte Gesprächspsychotherapie als Beziehungsanalyse dargestellt und ihre Implikationen für die Psychosomatik diskutiert.

4. Klientenzentrierte Gesprächspychotherapie als Beziehungsanalyse bei psychosomatischen Patienten

»Wenn ich in Zungen der Menschen rede und der Engel, aber habe der Liebe nicht, so bin ich ein tönendes Erz und eine lärmende Schelle.«

1. Korinther, 13, 1

Der Unterschied zwischen Technik und Beziehung

Die Hauptschwierigkeit in der Behandlung psychosomatischer, alexithymer Patienten besteht in ihrer spezifischen Art der Beziehungsgestaltung.
Zu welchem Behandlungsangebot lädt der psychosomatische Patient ein? Welche allgemeinen Charakteristika sind in verschiedenen Behandlungsangeboten erkennbar und lassen rückwirkend Schlüsse darauf zu, wie der psychosomatische Patient sich darstellt?
Behandlungsvorschläge für psychosomatische Patienten finden sich in vielfältigster Art und Weise. Neben medizinischer Therapie werden Ratschläge über eine gesündere und streßärmere Lebensweise gegeben, Diät- und Sportprogramme aufgestellt, Beschäftigungs- und Gestaltungstherapie bis hin zu verschiedenen Psychotherapieformen vorgeschlagen. Vergegenwärtigt man sich gleichzeitig die diffuse Definition von psychosomatischen Störungen und die Unklarheit darüber, welcher Therapeut für welchen Patienten nun eigentlich zuständig ist, so ergibt sich eine Behandlungsstrategie, die dem Gießkannenprinzip gleicht. Über all dem scheint die Hoffnung zu stehen, daß für jeden Patienten schon irgend etwas Passendes dabeisein möge.
Dieses diffuse Behandlungsangebot kann sich jedem Anflug von Kritik entziehen, solange sich auch die Bezeichnung »Psychoso-

matik« noch in so vielfältigen Zusammenhängen gebrauchen läßt. Dies hat natürlich wiederum Auswirkungen auf den psychosomatischen Patienten: Im Vergleich zu jemandem, der sich den Arm gebrochen hat und demzufolge chirurgisch betreut wird, steht der psychosomatische Patient einem Behandlungsangebot gegenüber, das nicht nur widersprüchlich in seinen verschiedenen Konzeptionen ist, sondern er bleibt auch noch im unklaren darüber bleibt, wer wofür nun eigentlich zuständig sei.

Dieses diffuse Behandlungsangebot hat weitere Implikationen, die es zu bedenken gilt: Bei der schwierigen und unklaren Standortbestimmung kann sich natürlich jeder Therapeut, ob er aus dem somatischen oder aus dem psychotherapeutischen Lager kommt, bei Mißerfolg ohne das Gefühl von Versagen aus der Affäre ziehen. Eine klare Standortbestimmung hätte ebenfalls klare Behandlungsangebote zur Folge und würde Verantwortlichkeiten deutlich machen. Auch hier sticht die Parallele zwischen diesen Charakteristika im Behandlungsangebot und den Charakteristika des alexithymen Patienten ins Auge – das Gefühl, für die Symptomatik klar und eindeutig zuständig zu sein, fehlt auf beiden Seiten.

Wenn nun also schon die Beziehungsaufnahme zwischen Therapeut und Patient problematisch ist, scheint es um so wichtiger, gerade auf diese Beziehung zu fokussieren und erst dann Überlegungen zu wie auch immer gearteten therapeutischen Schritten anzustellen.

Diese Vorgehensweise, zuerst die Beziehung im Blick zu behalten und dann erst über »Technik« nachzudenken, ist nichtsdestoweniger nur selten anzutreffen.

Die Gefahr, mit technischen Verfahren Beziehungen zu vermeiden oder zumindest aushaltbar zu gestalten, besteht grundsätzlich in jeder therapeutischen Schulrichtung. Ob nun ein Verhaltenstherapeut strukturierte Programme entwirft, um den psychosomatischen Patienten »bei der Stange zu halten«, ein Gesprächspsychotherapeut das Spärliche, das der alexithyme Patient ihm verbal bietet, dankbar aufgreift und spiegelt, nur damit etwas gesagt wird, ein Psychoanalytiker, jedes Schweigen deutet und interpretiert, ohne zu merken, daß der Patient nichts gedeutet und interpretiert haben möchte – Technik als Krücke einer unechten Beziehung wird immer zum Scheitern verurteilt sein.

Anhand von Beispielen verschiedener Therapieschulen soll auf die Gefahr aufmerksam gemacht werden, was es bedeutet, Konzepte und theoretische Überlegungen ohne Einbeziehung des Beziehungsaspektes bei psychosomatischen Patienten anzuwenden.

Das psychoanalytische Vorgehen

Psychoanalytische Behandlungsvorschläge lassen deutlich erkennen, ob beziehungsanalytische Überlegungen in die Therapie mit einbezogen werden, das klassische Konzept damit bei psychosomatischen Patienten eine Modifikation erfährt oder nicht. Zwei Beispiele sollen das verdeutlichen.

Der von Schöttler (1981) vorgeschlagene Weg, mit stützenden Gesprächen zu beginnen und erst nach erfolgreicher Kontaktaufnahme und Schaffung einer Vertrauensbasis mit einer klassischen psychoanalytischen Therapie fortzufahren, zeigt die Tendenz, psychosomatischen Patienten ein aktives Behandlungsangebot zu machen. Die klassische psychoanalytische Behandlung wird zwar aufrechterhalten und für den Genesungsprozeß als unumgänglich angesehen, dem Patienten jedoch eine sanftere Einstiegsphase gegönnt, »getragen von primärer Mütterlichkeit« (Schöttler, S. 128). Hier wird der speziellen Beziehungsgestaltung psychosomatischer Patienten Rechnung getragen und das therapeutische Setting modifiziert.

Ein Versuch der Modifikation und dann letztendlich doch das Festhalten am gewohnten Erklärungsmodell findet sich bei Leibovich (1985): Er schlägt vor, psychosomatischen Patienten Angebote von Kurzzeittherapien zu machen, die »wegen der begrenzten Ziele, wegen des aktiven interaktionellen Vorgehens und wegen der festgelegten Dauer« (S. 129) für psychosomatische Patienten annehmbarer als das klassische Setting einer Psychoanalyse gelten. Für diese spezielle Art von Kurzzeittherapie sollen jedoch nur Patienten ausgewählt werden, die in ihrer Entwicklungsphase die Wiederannäherungs- oder die eigentliche Separations-Individuations-Subphase erreicht haben. Alexithyme Patienten haben jedoch nach der psychoanalytischen Entwicklungstheorie noch keine stabilen Ich-Grenzen aufgebaut (Leibovich, 1985) und sind deshalb mit diesem Behandlungsansatz nicht zu erreichen.

Das zunächst alternativ klingende Angebot hat also seine Grenzen dort, wo es auf Patienten trifft, die die theoretischen Eingangsvoraussetzungen nicht erfüllen.
Wohin soll sich der alexithyme Patient wenden, wer macht ihm im psychotherapeutischen Dschungel von unübersehbaren Therapieangeboten noch Behandlungsvorschläge?

Körperorientiertes Vorgehen

Psychotherapeuten, die sich in ihrem theoretischen Ausgangspunkt an den sogenannten Körpertherapieformen (Gestalttherapie, Bioenergetik, Focusing usw.) orientieren, betonen immer wieder den ganzheitlichen Ansatz ihres Vorgehens. Sie berücksichtigen die »inneren Kräfte« (Simonton et al., 1982) des Patienten und gehen von der »Weisheit des Körpers« aus (Siems, 1986). Körperorientierte Therapiemethoden fühlen sich also in besonderer Weise gerade bei der Problematik psychosomatischer Störungen angesprochen.
Wie ergeht es einem alexithymen Patienten, der – sei es auf dem Wege einer Empfehlung oder Überweisung – an einen Körpertherapeuten gelangt? Wird er in seinem Beziehungsangebot verstanden, oder trifft er auch hier auf eine Behandlung, die sich mehr auf die theoretischen Konzepte bezieht als auf die konkrete Begegnung?
Die Bioenergetik geht davon aus, daß Muskelverspannungen Blockaden von unterschiedlichen, nicht ausgedrückten Gefühlen darstellen. Das Ziel ist demzufolge die Wahrnehmung der Verspannung und des dazugehörigen blockierten Gefühls, die Klärung der Entstehungsgeschichte und die Lösung der bisher nicht gelebten Impulse (Lowen, 1976). Die therapeutischen Interventionen bestehen dabei in erster Linie aus körperorientierten Ausdrucksübungen, die reduzierte Atmung und die muskuläre Verspannung sollen dabei verändert werden. So werden beispielsweise bei verspannten Schultern Übungen des aggressiven Schlagens angeboten, um durch Katharsis Blockaden aufzulösen.
Die Wirksamkeit bioenergetischer Therapie und deren theoretischer Grundannahmen wurde meines Wissens noch nicht überprüft. Abgesehen davon finden wir auch hier das Konzept linear-

kausaler Denkhaltung vor. Systemische Bezüge fehlen bei der Diagnostik wie der Therapie ebenso wie beziehungsanalytische Überlegungen. Was bedeutet es für einen Patienten, seinen sogenannten Muskelpanzer zu durchbrechen (bzw. durchbrechen zu lassen), welche Implikationen ergeben sich daraus für sein Selbstkonzept, welche systemischen Auswirkungen sind zu erwarten?
Abgesehen von diesen Fragen bleibt weiterhin zu vermuten, daß nur ganz bestimmte Patienten mit psychosomatischen Störungen sich auf diese Art von Therapie einlassen können oder wollen.
Des weiteren finden wir auch hier keine Antwort auf die Frage nach einer möglichen Beziehungsgestaltung gerade zum alexithymen Patienten.
Andere Körpertherapieformen wie Gestalttherapie oder Focusing mögen angebracht sein bei einem klar definierten Auftrag des Klienten, bieten jedoch ebenfalls keine Überlegungen zur Beziehungsaufnahme mit alexithymen psychosomatischen Patienten.
Zusammenfassend kann festgestellt werden, daß Körpertherapien ihr Hauptaugenmerk auf das psychisch-physische Erleben des Patienten richten, die Wahrnehmungsfähigkeit und Verbalisierung dieses Erlebens in den Mittelpunkt stellen und je nach Schulrichtung in unterschiedlicher Weise diesen Gefühlsausdruck ausagieren lassen. Die Frage, wie ich überhaupt Kontakt zum psychosomatischen, alexithymen Patienten bekomme, bleibt unbeantwortet.

Verhaltenstherapeutisches Vorgehen

Nehmen wir einmal an, ein Patient, ein Hypertoniker, hat gelesen, daß die Verhaltenstherapie die formal am besten überprüfbaren Theorien in ihr Behandlungskonzept einbezieht. Welche Theorien liegen dann seinem Krankheitsbild zugrunde und welche therapeutischen Konzeptionen ergeben sich daraus?
Verhaltenstherapeutische Studien beschäftigen sich in der Psychosomatik in erster Linie mit Fragen der Indikationsstellung und differentieller Psychotherapie. Am Beispiel der Hypertonie kann ihre charakteristische Denk- und Vorgehensweise verdeutlicht werden.
Das theoretische Konzept geht von der Vorstellung Weiners (1986) aus, der immer wieder die physiologische Heterogenität

psychosomatischer Störungen betont hat. Unterschiedliche Mechanismen können die gleichen anatomischen Veränderungen auslösen, ähnliche oder gleichartige Mechanismen unterschiedliche Störungen nach sich ziehen.

Bei der essentiellen Hypertonie beispielsweise wurde gefunden, daß sie durch die Höhe ihres Renin-Spiegels (hoch, normal und niedrig) unterscheidbar ist. Weiterhin unterscheiden sich Hypertoniker im Ausmaß ihrer unterdrückten Feindseligkeit. Esler et al. (1977) fanden nun, daß Hypertoniker mit hohem Renin-Spiegel auch ein hohes Ausmaß unterdrückter Feindseligkeit aufweisen. Der verhaltenstherapeutische Ansatz geht nun logischerweise davon aus, daß diese Patienten eher ein Emotionstraining gebrauchen können als die anderen Untergruppen dieser Patienten.

Dieses Vorgehen einer differentiellen Psychotherapie besticht auf den ersten Blick durch seinen klaren und geordneten Gedankengang. Die Gefahr, symptomatisch zu verändern, ohne den Beziehungsaspekt zu berücksichtigen, finden wir jedoch auch hier. Was bedeutet die Symptomatik, eingebettet in systemische Bezüge? Welche Auswirkungen hätte es beispielsweise für den familiären oder beruflichen Kontext, wenn der Hypertoniker einem Emotionstraining unterzogen würde? Welche Implikationen hat überhaupt der Vorschlag, Emotionen trainieren zu können? Technik statt Beziehung dürfte dem Patienten altvertraut sein, insofern findet er sich im Behandlungsangebot bestätigt.

Abgesehen von diesen Überlegungen finden wir auch bei der Verhaltenstherapie keinen Vorschlag, wie mit dem spezifischen Beziehungsangebot des alexithymen Patienten umgegangen werden könnte.

Die hier angeführten Beispiele sollen weniger inhaltlich als beziehungsanalytisch kritisiert werden. D. h., daß technische Verfahren und theoretische Konzepte wie beispielsweise das strukturierte Vorgehen des Verhaltenstherapeuten oder das Fokussieren auf den Körperausdruck des Bioenergetikers durchaus sinnvoll und angebracht sein können, wenn die Beziehung im Hier und Jetzt genau dieses Vorgehen ermöglicht. Behandlungen verlangen also eine Beziehungstheorie, an der sie legitimiert und überprüft werden können. Statt im analytisch-dualistischen Sinne auf Techniken zur Einflußnahme psychosomatischer Phänomen zu fokussieren, wird im folgenden beziehungsanalytisch argumentiert. Eine Möglichkeit hierfür findet sich im klientenzentrierten Ansatz, der hier vor allem hinsichtlich seiner Implikationen für die Psychosomatik dargestellt werden soll.

Klientenzentrierte Psychotherapie als Grundlage einer Beziehungsanalyse

Theorien oder therapeutische Konstrukte stellen immer nur einen Teilausschnitt der Wirklichkeit dar; sie sind als Landkarte zu verstehen, um Erfahrungen einordnen zu können.

Gehe ich von der Vorstellung aus, psychosomatische Symptome könnten in ihrer Funktion positiv konnotiert werden und Alexithymie wäre als kreativer Akt der Beziehungsgestaltung zu verstehen, dann verlangt diese Annahme natürlich ein ganz bestimmtes Menschenbild und wird ebenfalls eine ganz bestimmte therapeutische Handlungsweise zur Folge haben. Dieses therapeutische Handeln einer bestimmten Schulrichtung zuzuordnen birgt die Gefahr einer dualistisch-rivalisierenden Haltung im Sinne von »Richtig-Falsch«-Wertungen, die unserer Denkhaltung eines »Schwarz-Weiß«-Musters entsprechen, hier jedoch nicht unser Ziel sein soll.

Bleibe ich trotzdem bei dem Konzept der klientenzentrierten Gesprächspsychotherapie, so geschieht dies nicht, um andere Therapieverfahren damit gleichzeitig abzuwerten, sondern weil es sich hier um eine Beziehungstheorie handelt, auf deren Basis therapeutisches Handeln begründet und überprüft werden kann. Rogers' Konzept der therapeutischen Bedingungen für einen erfolgreichen Therapieprozeß ist sicherlich nicht nur bei Gesprächspsychotherapeuten verwirklicht, findet jedoch hier seine theoretische Fundierung. Ein Verhaltenstherapeut oder Psychoanalytiker kann wertschätzende Empathie natürlich ebenso kongruent wie ein Gesprächspsychotherapeut verwirklichen, er wird es vielleicht »intuitiv« tun, sein Handeln ist jedoch grundsätzlich nach anderen Maßstäben ausgerichtet als beim klientenzentrierten Therapeuten.

Bevor wir nun dieses klientenzentrierte Beziehungsangebot in seiner Grundlage näher beschreiben, wenden wir uns zunächst Rogers' Stellungnahme zur Psychosomatik zu.

Rogers (1973, S. 211) schlägt bei psychosomatischen Problemen vor, den Patienten selbst entscheiden zu lassen, welche Art von Diagnostik er bei seinen körperlichen Beschwerden für richtig hält. Möchte er weiter medizinisch abgeklärt werden, oder verspricht er sich von Gesprächen über eventuelle emotionale Faktoren, die im Zusammenhang zu seinen körperlichen Reaktionen stehen könnten, mehr Hilfe?
Rogers vermutet, daß sich der stark abwehrende Patient zunächst für den organmedizinischen Weg entscheiden würde. Wenn dies jedoch keine befriedigenden Ergebnisse bringe, wäre die Chance gegeben, daß er gerade durch die freie Wahl der Vorgehensweise psychotherapeutisch erreichbar wird. Rogers respektiert damit das Beziehungsangebot des Patienten und vertraut auf eine für den psychotherapeutischen Prozeß günstige Wendung. Rogers' Stellungnahme psychosomatischen Problemen gegenüber ist gekennzeichnet durch sein »optimistisches Menschenbild« (vgl. auch Pfeiffer, 1989). Weiterführende Überlegungen zu den spezifischen Problemen der Beziehungsgestaltung in der Psychosomatik finden sich bei ihm nicht.
Welche Implikationen für die Therapie ergeben sich, wenn das Beziehungsangebot des Gesprächspsychotherapeuten an seine Klienten auf die Psychosomatik übertragen wird?
Anhand der drei Basisvariablen soll dies nun dargestellt werden.

Empathie in der Psychosomatik

Der Therapeut versucht, den inneren Bezugsrahmen des Klienten wahrzunehmen, zu verstehen und dem Klienten mitzuteilen. Die Verbalisierung emotionaler Erlebnisinhalte ist dabei in der Regel das Agens, womit Empathie übermittelt wird. Dieses Vorgehen ist dann angebracht, wenn

1. der Klient dem Therapeuten gegenüber explizit den Wunsch nach Selbstexploration äußert
2. wenn der Klient seine Inkongruenz wenigstens in Ansätzen wahrnimmt und

3. wenn er das Beziehungsangebot des Therapeuten zumindest in Ansätzen wahrnehmen und annehmen kann (vgl. auch Biermann-Ratjen, Eckert, Schwartz, 1979).

»Empathie ist nicht identisch mit der Verbalisierung emotionaler Erlebnisinhalte... ein hohes Ausmaß an Verbalisierung emotionaler Erlebnisinhalte läßt aber vermuten, daß in der Beziehung zwischen Klient und Therapeut ein empathischer Prozeß abläuft.« (Biermann-Ratjen et al., 1979, S. 18)

Untersuchungen weisen darauf hin, daß das Verbalisieren emotionaler Erlebnisinhalte die Selbstexploration des Klienten fördert. Doch weder Mittel (VEE) noch Ziel (Selbstexploration) »passen« zum Psychosomatiker.

Muß ich deshalb den klientenzentrierten Weg verlassen?

Verleitet mich der Psychosomatiker nicht gerade dazu, etwas anderes zu tun, als wertschätzende Empathie zu verwirklichen?

Normalerweise gehen wir davon aus: »... die Empathie des Gesprächspsychotherapeuten dient der Förderung der ›Selbstempathie des Klienten‹« (Biermann-Ratjen et. al., 1979, S. 19)

Auf die Psychosomatik übertragen lautet die Aussage: »Die Empathie des Gesprächspsychotherapeuten dem Symptom gegenüber dient der Förderung der Empathie des Psychosomatikers seinem Symptom gegenüber.«

Der psychosomatische Patient bietet nicht sich, sein Erleben usw. an, sondern ein vom ihm als unabhängig empfundenes Symptom. Da ich im Rahmen des klientenzentrierten Ansatzes das Beziehungsangebot des Klienten auf dem Wege des einfühlenden Verstehens anzunehmen versuche, gilt dies logischerweise auch für das Beziehungsangebot des Psychosomatikers. Dies bedeutet, daß ich über das, was er mir anbietet, nämlich sein Symptom, spreche und sonst über nichts.

Wertschätzende, kongruente Empathie bezieht sich also zunächst nur auf das mir angebotene Symptom. Das Erleben und die Gefühle des Patienten bleiben so lange unangetastet, solange er es zu seinem Schutz für nötig empfindet.

Unbedingte Wertschätzung

Dieser zweite von Rogers formulierte Kerngedanke beinhaltet, daß der Klient nur in einem »vorurteilsfreien Rahmen« (Biermann-Ratjen et al., 1979, S. 20) die Bedingung dafür vorfindet, sich zu öffnen, zu entfalten, sich in konstruktiver Weise zu entwickeln.

Ein Psychosomatiker erschwert dies dem Psychotherapeuten ganz erheblich. Wertschätzung zu zeigen einem Beziehungsangebot gegenüber, das die eigene Rolle so sehr in Frage stellt (»Mir fehlt psychisch nichts, ich habe nur Kopfschmerzen«), ist nicht immer selbstverständlich. Psychotherapeutischen Interventionen wird vom Patienten nicht nur mit Mißtrauen, Angst oder anderen Äußerungsformen ambivalenter Einstellung begegnet, sondern sie werden abgelehnt, zerstört, für Unsinn erklärt. In dem Augenblick, in dem ich als Therapeut um meine Anerkennung oder bloße Existenzberechtigung zu kämpfen beginne, habe ich den klientenzentrierten Weg schon verlassen. Wenn ich die Bedingung stelle, vom psychosomatischen Patienten in meiner Rolle als Psychotherapeut angenommen zu werden, begegne ich ihm nicht mehr mit unbedingter Wertschätzung. Ich vermittele ihm damit, daß ich seinen Standort (»Ich habe nichts Psychisches, ich habe nur Kopfschmerzen«) nicht akzeptiere und wertschätze, sondern in eine Richtung zu manipulieren versuche, mit der ich selbst als Therapeut besser leben kann.

Wenn mir ein Patient klar und eindeutig signalisiert, daß er keinen Kontakt zu mir haben möchte, bedeutet wertschätzende Empathie auf der Handlungsebene sicherlich, daß ich als Therapeut diesem Wunsch nachkomme und den anderen mit therapeutischen Interventionen auch verschone.

Beim Beziehungsangebot des psychosomatischen Patienten jedoch treffen wir auf zwei unterschiedliche Botschaften, die es gleichwertig zu verstehen gilt:

1. Der Wunsch nach Distanz, deutlich gemacht durch die sogenannten alexithymen Merkmale
2. Der Wunsch nach Nähe, symbolisiert durch das Symptom, das die Aufmerksamkeit und Energie des Gegenübers bindet.

Wie mit diesem Dilemma, in dem sich der Patient – und mit ihm auch der Therapeut – befindet, umgegangen werden kann, werde ich im 5. Kapitel ausführlich darstellen.

Kongruenz in der Psychosomatik

Ob ein Therapeut sich empathisch und wertschätzend verhält, weil er gelernt hat, daß dies für den therapeutischen Prozeß hilfreich bzw. nötig ist, oder ob er empathisch und wertschätzend ist, macht einen wesentlichen Unterschied aus, der mit dem Begriff Kongruenz zu fassen versucht wird.

Die Symptomatik des Patienten als etwas Sinnvolles und Intelligentes zu betrachten, fällt dann besonders schwer, wenn es sich um ausgesprochen schmerzhafte oder sogar lebensbedrohliche Beschwerden handelt. Die Metapher vom menschlichen Körper als »mechanischer Legobaukasten« (Uexküll, 1985), bei dem es gilt, Defektes auszuwechseln, entspricht unserer kulturell geprägten Denkhaltung mehr als die neue Metapher vom »intelligenten und selbstregulierenden Biocomputer« (Mayer, 1988, S. 2), in dem auch Krankheit einen Stellenwert hat.

Der Symptomatik des Patienten empathisch und wertschätzend zu begegenen, wird nur dann von therapeutischer Wirksamkeit sein, »... wenn ihre verbale oder averbale Äußerung in Übereinstimmung ist mit dem, was der Therapeut ›wirklich‹ denkt und fühlt, und zwar in der unmittelbaren therapeutischen Beziehung«. (Biermann-Ratjen et al., 1979, S. 33).

Wie wir gesehen haben, sind Empathie, unbedingte Wertschätzung und Kongruenz in der Psychosomatik unverzichtbar. Im nächsten Schritt muß nun gezeigt werden, wie diese Grundüberzeugungen im therapeutischen Prozeß auch verwirklicht werden können. Die Verbalisierung emotionalen Erlebens, das übliche Agens zur Verwirklichung von Empathie, ist bei psychosomatischen, alexithymen Patienten kontraindiziert. Das heißt nicht, daß diesen Patienten nicht empathisch begegnet werden könnte, es verlangt nur einen anderen Zugang.

Wertschätzende Empathie im erweiterten Sinne

Wann fühlt sich ein psychosomatischer Patient verstanden? Was genau bedeutet wertschätzende Empathie im Kontakt mit ihm? Anhand eines typischen Gesprächsausschnitts möchte ich zeigen, welche Auswirkungen es hat, wenn Empathie auf den Erlebensprozeß des Patienten gerichtet wird – und auf sonst nichts.

Ein 47jähriger Patient mit Halswirbelsäulen- und Lendenwirbel-Symptomatik kommt auf Empfehlung seines Stationsarztes zum Psychotherapeuten der Klinik, um mögliche psychische Determinanten seiner starken Rückenbeschwerden abklären zu lassen. Er betritt das Zimmer, ohne den Blick zu heben, murmelt kaum verständlich seinen Namen und setzt sich, den Blick nach unten gerichtet, auf den ihm angebotenen Platz. Dabei wirkt er starr und unbeweglich, sitzt schweigsam – und wartet ab.
Der klientenzentrierte Therapeut, der gelernt hat, das innere Erleben des anderen wahrzunehmen, versucht, sich in seine Lage zu versetzen.
Th. »Sie sitzen jetzt hier und wissen eigentlich gar nicht, warum.«
Pat. (blickt kurz auf, dann wieder zurück in seine Ecke, die Anspannung in seinem Gesicht nimmt etwas zu, nach einigem Schweigen): »Stimmt.« (schweigt wieder)
Th. (schweigt auch, versucht weiterhin, die innere Befindlichkeit seines Gegenübers zu erspüren): »... und fühlen sich auch gar nicht so behaglich dabei.«
(Pat. nickt nach einer längeren Pause kaum merklich, schweigt wieder).
Th. (nach einer Pause): »Am liebsten mögen Sie hier gar nichts sagen, vielleicht fragen Sie sich auch innerlich, warum stehe ich nicht einfach auf und gehe?«
Pat.: »Mhm.« (Sein Unbehagen wird deutlicher, sein Rücken starrer, seine ganze Körperhaltung ist angespannt und wie unter höchster Alarmbereitschaft)
Th. (schweigt, auch ihm wird es allmählich ungemütlich, vielleicht spürt er, daß sein Atem nur noch flach ist und sich seine Körperhaltung mehr und mehr anspannt. Da er gelernt hat, daß sich Empathie nicht nur auf den verbalen Ausdruck zu beziehen hat, er außerdem erfahren in Atem- und Körpertherapie ist, versucht er es auf diesem Weg weiter): »Wenn wir so dasitzen und ich bei mir nachspüre, dann merke ich, daß mein Atem ganz flach ist, meine Muskeln sich

anspannen ... und ich frage mich, ob es Ihnen vielleicht auch so geht?«

Pat. (blickt das erste Mal auf, etwas erstaunt und dann wie ertappt. Seine Stirn zieht sich in Falten, er schluckt. Pause): »Na ja ... (wieder Schweigen) ... kann schon sein.« (dann wieder Schweigen)

Die Stimmung im Raum wird immer angespannter. Der Therapeut überlegt, was er noch sagen könnte, versucht, in Kontakt mit seinen eigenen Gefühlen zu bleiben, spürt allmählich Hilflosigkeit und dann auch Wut, will am liebsten seinen Ärger auch ausdrücken. Da er jedoch gelernt hat, daß das auch nichts bringt, startet er einen dritten Anlauf (er ist ein sehr ausdauernder Therapeut).

Th.: »Wenn ich mich so in Ihre Lage versetze, könnte ich mir vorstellen und auch gut verstehen, daß es Sie vielleicht wütend macht, hier zu sitzen und doch eigentlich gar nicht zu wollen. Vielleicht auch hilflos ... kennen Sie diese Gefühle vielleicht auch in anderen Situationen?«

Pat. (fühlt sich allmählich durchschaut und wippt unruhig auf seinem Stuhl hin und her, den Rücken hält er dabei weiterhin gerade, er blickt verstohlen auf seine Armbanduhr, schaut den Therapeuten kurz an, dann gleich wieder in die bereits bekannte Zimmerecke. Wenn er Glück hat, liegt dort ein von der Zimmerpflanze heruntergefallenes Blatt, auf das er sich konzentrieren kann. Dann, nach einer weiteren Pause): »Na ja, kann schon sein.« (wieder Schweigen)

Der Therapeut findet die Idee mit der Armbanduhr gar nicht schlecht, viel Zeit ist jedoch noch nicht vergangen, trotzdem faßt er sich für sich und den Patienten ein Herz und beschließt, die bald unerträglich gewordene Anspannung im Sinne beider zu beenden.

Th.: »Vielleicht ist es ja so, daß Sie da im Moment noch nicht darüber sprechen wollen. Das ist auch ganz okay so. Mein Vorschlag ist, daß Sie einfach mal darüber nachdenken, ob Sie gerne noch einmal kommen wollen. Sie kennen mich ja jetzt und es ist ganz in Ordnung, wie immer Sie sich entscheiden. Die Gespräche sind ja freiwillig. Ist Ihnen das recht so?«

Pat. (diesmal ohne Pause, mit Blick auf den Therapeuten): »Ja!«

Der Therapeut steht auf, seine Erleichterung ist spürbar, sein Atem wird wieder tiefer. Der Patient steht ebenfalls schnell auf, so, als ob er fürchtete, der Therapeut könnte es sich anders überlegen und vielleicht weiter solche Fragen stellen, die einfach nur unangenehm sind. Die beiden geben sich über den Abschied einig geworden die Hand, und der Patient verläßt den Raum. Zurückbleibt ein erschöpfter, ratloser Therapeut, der sich redlich bemüht hat, seine klientenzentrierte Haltung aufrechtzuerhalten und sich nun fragt, warum dies nicht fruchtete.

So oder ähnlich könnte ein Erstgespräch zwischen einem klientenzentrierten Therapeuten und einem psychosomatischen Patienten ausgesehen haben.
Der Therapeut richtete seinen Versuch, empathisch zu sein, auf das innere Erleben des Patienten, ohne zu bedenken, daß der Patient genau dieses innere Erleben nicht verstanden haben möchte – jedenfalls nicht in diesem ersten Kontakt und nicht mittels Verbalisierung.
Wenn es hier also um die Frage nach Empathie im Bereich der Psychosomatik geht, so ist in erster Linie zu klären, worauf die Empathie überhaupt gerichtet sein soll. Der Therapeut aus unserem Beispiel war empathisch mit dem Erleben des Patienten, nicht aber mit dem Patienten selbst. Empathie auf einen Teilbereich der Persönlichkeit zu beziehen und andere Teilbereiche damit gleichzeitig zu »vergessen« oder abzuqualifizieren gehört nach meiner Meinung zu den größten Mißverständnissen in der Therapie mit psychosomatischen Patienten und führt vermutlich zu den hohen Abbruchquoten.
Die Möglichkeiten, Empathie im eingeschränkten Sinne zu verstehen, sind:

1. Die Empathie richtet sich auf das innere Erleben des Patienten, nicht aber auf äußere Kontextvariablen.
2. Die Empathie richtet sich auf den bewußten Wunsch des Patienten, seine Symptomatik »loswerden« zu wollen, nicht aber auf den unbewußten Anteil der Persönlichkeit, die Symptomatik behalten zu wollen.
3. Die Empathie richtet sich auf den unbewußten Anteil, repräsentiert durch die Symptomatik, nicht aber auf den bewußten Teil der Persönlichkeit.
4. Die Empathie richtet sich auf die Einladung des Patienten zur Nähe, nicht aber auf seine Distanzwünsche.
5. Die Empathie richtet sich auf die Einladung des Patienten zur Distanz, berücksichtigt aber nicht seine gleichzeitig vorhandenen Wünsche nach Nähe.

Diese Punkte, die meiner Meinung nach grundlegend für den Kontakt mit dem psychosomatischen Patienten sind, sollen im folgenden anhand von Überlegungen, Fallbeispielen und möglicher therapeutischen Reaktionen dargestellt werden.

Die Berücksichtigung von Kontextvariablen

Empathie ohne Einbeziehung von Kontextvariablen kann so aussehen:

> Ein 54jähriger Patient wird vom Hausarzt wegen unklarer Kreislaufschwierigkeiten und Schwindelanfälle zur stationären Heilbehandlung geschickt. Dabei wird ausdrücklich ein psychosomatisch orientiertes Haus empfohlen. Der Patient möchte organisch noch weiter abgeklärt werden und empfindet es als Mißachtung seiner Person, statt weiterer Untersuchungen Gespräche führen zu müssen. Da er jedoch ganz vage selbst psychosomatische Zusammenhänge ahnt, erklärt er sich mehr oder weniger mißmutig zu den Gesprächen bereit (»Ich kann es ja mal versuchen«). Er drückt dabei unmißverständlich seinen Zweifel und sein Unbehagen darüber aus, in seinem Weltbild nicht wirklich ernst genommen zu werden. Schon allein die Überweisung in eine psychosomatische Klinik erlebt er als Kränkung und Bedrohung seiner Selbstachtung. Bevor dieser Patient seinem Therapeuten das erste Mal begegnet, ist ein Erfolg, jedenfalls dann, wenn man ihn als Klärung seiner psychosomatischen Beschwerden definiert, eher fragwürdig. Dieser Patient wird sich im Setting einer psychosomatischen Klinik gegen eine solche Klärung wehren müssen und das Beziehungsangebot des Gesprächspsychotherapeuten, und sei es für sich selbst genommen noch so positiv, abwehren. Seine einzige Chance, seine Selbstachtung zu behalten, wird in seinen Augen darin bestehen, den Machtkampf »Bin ich nun organisch oder psychosomatisch krank« zu gewinnen. Sein Insistieren, organisch krank zu sein, und seine Weigerung, das Angebot der Klinik anzunehmen, bewirkt beim Klinikpersonal Ablehnung und schließlich Resignation (therapieresistenter Patient). Damit ist auch das Weltbild des Patienten wieder bestätigt, das ganze Leben bestehe aus Kampf, und er müsse sich in Zukunft noch mehr anstrengen, keinerlei Schwächen zu zeigen. Diese Schwächen werden vermutlich weiterhin körperlich abgespalten bleiben.

Wenn sich Empathie nur auf das Hier und Jetzt bezieht, sich allein auf das innere Erleben des Patienten richtet und die Situation mit all ihren Kontextvariablen nicht mit einbezieht, wird Therapie scheitern.
Zu verstehen gilt also der Überweisungsvorgang, die Konnotation des Wortes »Psyche«, das Krankheitsverständnis des Patienten, sein Selbstbild bei eventueller Therapieaufnahme und vieles mehr (vgl. auch nächstes Kapitel). Der Therapeut könnte also beispielsweise im Erstgespräch bei fraglicher Eigenmotivation und unklaren Kontextbedingungen des Patienten sagen: »Ich weiß überhaupt noch nicht, ob Gespräche mit uns beiden sinnvoll sind oder nicht. Dazu müßte ich vorher noch einiges wissen und brauche Ihre Hilfe, um überhaupt besser verstehen zu können. Sind Sie einverstanden, daß wir beide erst mal gemeinsam abklären, ob ich Ihnen überhaupt helfen kann und dann erst entscheiden, wie – und ob überhaupt – es weitergehen kann?«

Die Einbeziehung des unbewußten Teils des Patienten

Wenn hier von unbewußten und bewußten Anteilen der Persönlichkeit gesprochen wird, so gilt es zunächst, dies näher zu erörtern.
Nach Bauriedl (1982) werden die Begriffe »bewußt« und »unbewußt« als Unterschied zwischen manifestem und latentem Erleben definiert. »Die Dialektik des Erlebens ist ... als dauernd stattfindende Kompromißbildung zwischen einer Vielzahl von Gegensätzen zu verstehen. Die Ich-einschränkende Spaltung dieses Erlebens in zugelassene und nicht zugelassene Anteile (nach dem dualistischen entweder-oder-Prinzip) wäre dann das Grundprinzip der Entdialektisierung in psychischen Systemen ... In einem solchen dialektischen Verständnis ist Krankheit nicht mehr als Abweichung von der Norm definiert, sondern als eine Ausdrucksgestalt der Konfliktlösung des Patienten.« (S. 6)
Der Ausdruckscharakter einer Krankheit oder eines Symptoms ist dann also vom bewußten, manifesten Denken ausgeschlossen und findet sich wieder auf unbewußter Ebene des Erlebens. Wenn

dann ein Patient mit hohem Leidensdruck zur Therapie erscheint mit der Versicherung, er würde wirklich alles tun, um seine Beschwerden in den Griff zu bekommen, so ist Vorsicht geboten. Richtet sich das empathische Verstehen nur auf diese bewußte Seite, dann wird gleichzeitig die unbewußte Seite abgewertet bzw. in ihrer Sinnhaftigkeit nicht verstanden (vgl. auch Schmidt, 1989).

Eine Migränepatientin erscheint nach 17jähriger Dauer ihrer Symptomatik in der Fachklinik für Psychosomatik. In dieser Zeit fanden bereits drei Kuren statt, verschiedene Formen medikamentöser Behandlung, ein Heilpraktiker, ein Chiropraktiker und eine Krankengymnastin wurden erfolglos aufgesucht, diätetische Vorschläge ihres Hausarztes streng eingehalten und schließlich der letzte Versuch gestartet, den Kopfschmerzen mit Hilfe einer Psychotherapie zu Leibe zu rücken. Der starke Leidensdruck nach den vielen frustran verlaufenden Versuchen der Patientin war nachvollziehbar, ihre Hoffnung, die starken Migräneattacken endlich loszuwerden, nachfühlbar.

Richtet sich das empathische Verstehen nur auf die bewußte Seite der Patientin, gegen ihre Symptomatik etwas tun zu wollen, so wird auch dieser erneute Versuch scheitern.
All die Jahre lang wurde die Metapher der »bösen Kopfschmerzen« von der Patientin wie auch den Fachleuten um sie herum als Wirklichkeitskonstruktion angenommen. Zu verstehen gilt, daß dies nur die halbe Wahrheit ist und auf dem schon so häufig erwähnten »Entweder-Oder«-Denkmuster basiert.
In diesem Beispiel könnte der Therapeut also sagen: »Ich verstehe Ihre Wut, Ihren Ärger auf Ihre Kopfschmerzen, die Ihnen so viel vermiesen. Und gleichzeitig denke ich, daß Ihr Körper nicht einfach blöde ist, daß er Ihnen diese Kopfschmerzen schickt, sondern vielleicht gute Gründe dafür hat, auch wenn wir die bisher noch nicht verstehen. Was halten Sie davon, wenn wir beide versuchen, Ihren Körper mal ganz ernst und wichtig zu nehmen, um dann vielleicht im Laufe der Zeit zu begreifen, was er eigentlich will?«

Die Einbeziehung des bewußten Teils des Patienten

Das Ziel der Therapie ist es, die Beziehung des Patienten zu seiner Symptomatik zu verändern. Die therapeutische Grundhaltung, unbewußte Prozesse als sinnvoll und beziehungsgestaltend zu begreifen, ist dabei Voraussetzung.

Dem Therapeuten kann dabei jedoch manchmal unterlaufen, daß er bei der Wertschätzung des Unbewußten und der autonom ablaufenden Körperprozesse den bewußten Teil »vergißt« oder zu gering achtet. Diese Gefahr ist besonders groß bei verschiedenen Körpertherapien, wo der Fokus auf dem Körperausdruck liegt, das Rationale dabei eher als Störfaktor angesehen wird (»Da schiebt sich wieder das Kopfige dazwischen«). Dabei bleibt der Therapeut dem Denkmuster des Patienten treu, er dreht es nur um: wird vom psychosomatischen Patienten in typischer Weise der rational-kognitive Anteil favorisiert und der intuitiv-unbewußte eher negiert, so konzentriert sich der Körpertherapeut womöglich auf den anderen Pol, trennt dabei aber ebenso wie der Patient zwischen »richtig« und »falsch«, zwischen »gut« und »böse«.

Die Tendenz, das spontane, kreative, lustvolle Erleben höher einzuschätzen als den eher rigiden, strukturierenden und kopflastigen Gegenpart, birgt also die Gefahr, »Spaltungsprozesse mit symmetrischen Kampfmustern zwischen Teilbereichen unseres Erlebens zu fördern« (Schmidt, 1989, S. 20). In Therapieausbildungsgruppen findet sich dann noch mitunter »... ein oft angestrengtes Bemühen, endlich von dieser Kontrollhaltung abzulassen, gewissermaßen um die Loslaßkontrolle über das ›festhaltende‹, lästige bewußte Denken zu erhalten« (Schmidt, 1989, S. 20/2). Spätestens dann ist es günstig, über Rogers' Konzept der Kongruenz nachzudenken.

Empathie bedeutet also, die bewußten wie auch unbewußten Prozesse als Teilbereich unseres Erlebens wahrzunehmen, die Beziehung beider Ebenen zueinander zu betrachten, und beide Teile wertzuschätzen, um dann eine konstruktive Beziehung zwischen ihnen zu finden. Ein Beispiel soll dies näher beleuchten:

Eine 27jährige Patientin mit Spannungskopfschmerz und Halswirbelsäulen-Symptomatik fand bereits in vorausgehenden Therapieworkshops heraus, daß ihre Symptomatik immer dann besonders stark wird, wenn sie sich eigentlich abgrenzen möchte, sich dies aber nicht genug zugesteht. Diese Erkenntnis nahm sie sehr ernst und bemühte sich in ihrem Alltag, ihre Abgrenzungswünsche ernster zu nehmen, häufiger einmal »nein« zu sagen. Da ihre Kopfschmerzen jedoch kaum merklich weniger wurden, bemühte sie sich noch angestrengter mit dem Neinsagen und erwog, ein Selbstbehauptungstraining mitzumachen.

Ein Therapeut, den die Patientin mit ihrem Wunsch nach mehr Selbstbehauptung konsultiert, könnte folgendermaßen reagieren: »Das ist jetzt etwas ganz Neues für Sie und fühlt sich gut an, dieser Wunsch nach mehr Abgrenzung. Und gerade weil ich diesen Wunsch sehr ernst nehme, möchte ich auch die andere Seite nicht vergessen. Irgendein Teil in Ihnen scheint sich zu wehren, läßt Sie zum Beispiel nicht nein-sagen. Wenn wir jetzt gleich mit Selbstbehauptung anfangen würden, würden wir diesen Teil in Ihnen ganz schön übergehen – bevor wir ihn überhaupt verstanden haben.«

Würdigung der Wünsche des Patienten nach Distanz

Ein Arzt wie auch ein Psychotherapeut hat sich für einen Beruf entschlossen, der ihm Gelegenheit gibt, auf andere Menschen einzuwirken, sie zu unterstützen, zu verändern, womöglich zu heilen. Ein psychosomatischer, alexithymer Patient paßt sich der Rollendefinition desjenigen, der Hilfe braucht und dafür auch noch dankbar ist, nicht an. Er »verohnmachtet« den Psychotherapeuten und kränkt ihn an jener Stelle, wo er vermutlich am leichtesten zu verletzen ist, an seiner Identität des Helfenden.
Ein psychosomatischer Patient macht seine Wünsche nach Distanzierung meistens deutlich, es gibt jedoch auch Fälle, in denen er dies nur indirekt tut:

Eine 24jährige Patientin mit multiplen funktionellen Beschwerden und einer diffusen Angstsymptomatik kommt in die psychosomatische Fachklinik, nachdem sie während der letzten Jahre schon mehrere Aufenthalte im Landeskrankenhaus und anderen Kliniken hinter sich hatte. Sie wünschte gleich bei der ärztlichen Aufnahme psychotherapeutische Gespräche, um an ihren Beziehungsschwierigkeiten zu arbeiten. Da ihr Leidensdruck und die damit verbundene Motivation zur Psychotherapie ganz erheblich sind, scheint sie zunächst bei oberflächlicher Betrachtung als zwar schwieriger, aber letztendlich doch idealer »Fall«.

Ihr Wunsch nach Gesprächen und das gleichzeitige Wissen, daß nach spätestens sechs bis acht Wochen die Gespräche wieder zu Ende sein werden, deutet auf das für sie übliche Beziehungsmuster hin, sich zwar Nähe zu wünschen, jedoch nur so viel zulassen zu können, daß es für sie nicht gefährlich werden kann. Der Versuch, während stationärer Aufenthalte immer wieder eine Therapie zu beginnen, und das regelmäßige Scheitern nach einigen Wochen, schon aus zeitlichen Gründen, spiegelt ihren Konflikt in Beziehungen exakt wider.

Erst durch das Einbeziehen dieses Zusammenhangs wird ihre Angst vor Nähe und ihr Wunsch nach Distanz deutlich und macht ein empathisches Verstehen der Patientin möglich.

Das klientenzentrierte Angebot an die Patientin lautet konsequenterweise, mit ihr gemeinsam die Frage zu klären, welche Ängste oder Befürchtungen sie von einer Langzeittherapie abhalten. Empathie in diesem Fall bedeutet die Weigerung, mit ihr an ihrer seit Jahren bestehenden Problematik auf inhaltlicher Ebene zu arbeiten.

Der Therapeut könnte also beispielsweise sagen: »Ich kann verstehen, daß sie möglichst sofort all ihre Probleme in Angriff nehmen und mit mir darüber sprechen wollen. Gleichzeitig denke ich, daß ich Ihnen damit nicht gerecht werden würde, jedenfalls dem Teil von Ihnen nicht, der auch Angst vor den Gesprächen hat. Vielleicht können wir erst einmal darüber reden. Was meinen Sie?«

Würdigung der Wünsche des Patienten nach Nähe

Da ein psychosomatischer Patient häufig sehr klar und scheinbar eindeutig seinen Wunsch nach Distanz artikuliert, reagieren Psychotherapeuten manchmal mit einer frühzeitigen resignativen Haltung, die einen Therapieabbruch zur Folge hat.

> Eine 36jährige Patientin erscheint wütend beim Psychotherapeuten der psychosomatischen Klinik. Sie sei vom Stationsarzt geschickt worden, obwohl sie überhaupt keine Ahnung habe, warum. Sie wäre hier in der Klinik, um sich zu erholen, und nicht, um über Probleme zu reden. Abgesehen davon habe sie nur Kreislaufschwierigkeiten und mitunter Schwindelanfälle, zu reden gebe es da nichts.

Der Psychotherapeut könnte diese Frau sofort wieder gehen lassen, vielleicht noch mit einer Entschuldigung auf den Lippen oder ähnlich beschwichtigenden Gesten.

Er könnte jedoch auch die Ambivalenz wahrnehmen, die starke und durchsetzungsfähige Frau auf der einen Seite, die schwache und hilfesuchende auf der anderen. Daß in ihrem bewußten Erleben eher die starke Seite repräsentiert ist, in ihrem latenten Erleben, deutlich werdend durch ihre Symptomatik, die andere Seite, gilt es empathisch zu verstehen.

Reagiert der Therapeut also nur auf die Ablehnung der Patientin, so geht er vielleicht mit sich selbst empathisch um und erspart sich die Unannehmlichkeiten eines schwierigen, scheinbar therapieresistenten Falls, realisiert aber nicht Empathie gegenüber der Gesamtpersönlichkeit der Patientin.

Will er dies tun, so könnte er beispielsweise sagen: »Ich kann gut verstehen, daß Sie im Moment wütend sind und unser Gespräch am liebsten abbrechen würden. Das könnten wir jetzt natürlich auch tun. Sie könnten gehen, und ich hätte eine Freistunde. Ich würde Sie aber gerne, bevor wir am Ende der Stunde vielleicht entscheiden, die Gespräche abzubrechen, vorher besser verstehen, zum Beispiel auch ihre Kreislaufprobleme und ihren Schwindel. Sind Sie einverstanden?«

Falls die Patientin mit dem Vorschlag nicht einverstanden ist oder einverstanden ist, sich aber am Ende der Stunde gegen eine Therapie entscheidet, ist dies zu respektieren.

Wenn sie das Kontaktangebot annimmt, dann vermutlich aus zwei Gründen: zum einen hat sie weiterhin die Freiheit, jederzeit gehen zu können, und zum anderen macht sie die für sie vermutlich neue Erfahrung, daß sie trotz »wütendem Getöse« angenommen und wertgeschätzt wird.

Die Chance, psychosomatische Patienten zu verstehen, ergibt sich dann, wenn im therapeutischen Prozeß beziehungsanalytische Überlegungen entwickelt werden. Die Basisüberzeugungen der klientenzentrierten Gesprächspsychotherapie können dabei als Richtlinie gelten.

5. Von der Beziehungsanalyse zum therapeutischen Handeln

»Es war einmal ein Mann, der lebte in einer bestimmten Stadt und stand in dem Ruf großer Weisheit.
Er erzählte den Leuten vom Leben und vom Tod, von den Planeten und der Erde, von der Geschichte und von aller Art unbekannter Dinge.
Eines Tages barst ein Damm, und die Leute kamen aufgeregt zu ihm gelaufen und fragten ihn, wie sie das Problem lösen könnten.
Der weise Mann richtete sich zu voller Größe auf.
›Ich denke, ihr solltet es vermeiden solche kindischen Fragen an einen Mann des Geistes zu stellen. Ich bin kein Wasser-Ingenieur, ich bin ein Theoretiker.‹«

Orientalische Geschichte,
aufgezeichnet von Nossrat Peseschkian

Zur besseren Übersichtlichkeit wird dieses Kapitel so gegliedert sein, wie auch ein therapeutischer Prozeß zeitlich abläuft:
- Die Phase vor dem ersten Therapiekontakt
- Die erste therapeutische Begegnung als Möglichkeit der Klärung
- Der sich entwickelnde psychotherapeutische Prozeß

Die Phase vor dem ersten Therapiekontakt

In der Phase, bevor die eigentliche Therapie beginnt, kann sich der Therapeut – je nach dem Setting, in dem er arbeitet – bereits auf den psychosomatischen Patienten einstellen. Informationen, die er von ihm gewinnt, sind als erste Bausteine eines empathischen Prozesses zu verstehen. Sie sollen doch zunächst nicht mehr sein als allgemeine Arbeitshypothesen, die im Erstkontakt eventuell modi-

fiziert, erweitert oder auch wieder verworfen werden können.
Die hier vorgeschlagenen Möglichkeiten einer ersten Annäherung an den Patienten sind sicherlich nicht vollständig oder nur erschwert möglich, wenn der Psychotherapeut allein in eigener Praxis arbeitet und sich die Informationen auf ein Telefongespräch mit dem überweisenden Arzt oder dem Patienten selber beschränken.
In einem Arbeitsklima von Kooperation (z. B. innerhalb einer Psychotherapeuten und Ärzte gleichwertig einschätzenden Klinik) wird der Informationsaustausch ausführlicher sein und gleichzeitig auch eine andere Wertigkeit und Bedeutung bekommen. Wieder anders wird diese Vorab-Phase aussehen, wenn zwischen überweisendem Arzt und Psychotherapeut eine konkurrierende oder gegenseitig abqualifizierende Haltung besteht.
Allein die Frage, wieviel Zeit die Ärzte oder der behandelnde Psychotherapeut im Vorfeld der Behandlung aufbringen können, wird schließlich einen Einfluß darauf haben, ob und inwieweit ein empathischer Prozeß schon vor dem ersten Kontakt stattfinden kann. Die zu gewinnenden Informationen haben also keinen »objektiven« Wert, sondern sind nur in ihren jeweiligen Beziehungsbedingungen zu verstehen. Der gleiche Patient wird also in unterschiedlichen Konstellationen unterschiedliche Voraannahmen, Gefühle und Assoziationen beim Therapeuten auslösen.
In der Phase vor dem ersten Therapiekontakt sind folgende Informationen relevant:

1. Der Überweisungsvorgang
2. Vorerfahrungen in Psychotherapie
3. Demographische Daten
4. Familienkontext
5. Beruflicher Kontext
6. Interaktion zwischen überweisendem Arzt und psychosomatischem Patienten

1. Der Überweisungsvorgang

Ein Therapeut, der sich über die Bedeutung des Überweisungsvorgangs keine Gedanken macht, kann Wichtiges für das weitere Vorgehen in der Therapie übersehen. Die wichtigste Frage dabei

ist, ob der Patient freiwillig, unter Druck oder auf Empfehlung von irgend jemandem beim Therapeuten erscheint.
Welche Implikationen hat es, wenn der Patient von seinem Hausarzt, dem Vertrauensarzt, seinem Ehepartner oder sogar von seinem Arbeitgeber die Psychotherapie empfohlen bekommt? Welche Sanktionen hat er zu befürchten, wenn er sich dem Wunsch oder der Aufforderung widersetzt, eine Therapie zu machen? Droht ihm »nur« Mißachtung oder gar Trennung in der Partnerschaft oder eine Kündigung an seinem Arbeitsplatz? Müßte er sich dann, um seine Selbstachtung zu wahren, nach erzwungener Therapieaufnahme wenigstens innerlich widersetzen, beispielsweise durch alexithymes Verhalten?
All diese Fragen gilt es zu klären und im ersten Kontakt anzusprechen. Dabei kann für den Patienten schon die Klärung des Überweisungsvorganges eine wertvolle Neuinformation über sich selbst sein.

Eine 34jährige verheiratete Frau wird vom Hausarzt mit der Diagnose »psychovegetatives Syndrom« in die psychosomatische Fachklinik überwiesen. Die Patientin übernimmt die Definition des Fachmannes, daß mit ihr etwas nicht in Ordnung sei und sie einmal abschalten müsse. Bereits im Aufnahmegespräch in der Klinik wird ihr aufgrund der multiplen funktionellen Beschwerden eine Verlängerung von sechs Wochen angeboten. Dies interpretiert die Patientin dahingehend, daß es schon sehr schlimm um sie stehen müsse. Wäre sie »normal«, dann hätte sie auch nach vier Wochen wieder gehen können. Dem Vorschlag des Stationsarztes, »einmal in Ruhe über alles zu reden«, fügt sie sich sofort. Es ist für sie nur logisch und konsequent, daß sie an sich arbeiten muß, um ihre häuslichen Probleme wieder in den Griff zu bekommen. Durch stützende Gespräche mit dem Psychologen hofft sie, nicht mehr nervös und hektisch, sondern ruhig und gelassen in Konfliktsituationen zu reagieren.

Der Therapieauftrag der Patientin erweist sich also bei näherer Betrachtung als gefügige Übernahme der Problemdefinition des Arztes, in diesem Fall auch des Ehemannes und der Kinder. Ein klientenzentriertes Vorgehen bestünde dann darin, mit der Patientin über das Zustandekommen der Therapie zu sprechen. Die hohe Motivation zur Selbstexploration, üblicherweise von Gesprächspsychotherapeuten gern gesehen, erweist sich in diesem Fall als symptomatisch und sollte selbst Gegenstand der Therapie werden.

Eine Problemanalyse der familiären Situation, der eigentliche Auftrag des Arztes und der Klientin selbst, kann nur in diesem Zusammenhang sinnvoll angegangen werden.
Empathie beinhaltet also die Kenntnis des Überweisungsvorgangs und die Bedeutung von Hinweisen, die sich daraus für die Therapie ergeben.

2. *Vorerfahrungen in Psychotherapie*

Daß möglicherweise bereits stattgefundene Psychotherapieversuche die aktuelle Situation beeinflussen, steht außer Frage. Welche Vorerfahrungen bestehen? Sind sie für den Patienten annehmbar oder frustrierend verlaufen? Welche Art von Therapieinterventionen erwartet der Patient? Wie erlebte er die Beziehung zu dem früheren Therapeuten, und welche Auswirkungen hat dies auf die momentane Beziehung?
Selbst wenn ein Patient noch keine Erfahrungen in Psychotherapie gemacht hat, wird er irgendwelche Vorstellungen darüber entwickelt haben. Welche Assoziationen verbindet er mit dem Begriff Psychotherapie?

> Ein 45jähriger Patient wird vom Stationsarzt zum Psychotherapeuten der Klinik geschickt, da er schon häufiger Magengeschwüre entwickelt hat und eine rein somatisch orientierte Therapie noch nicht den erwünschten Erfolg brachte. Der Patient steht zwar unter deutlichem Leidensdruck, willigt aber in die psychotherapeutischen Gesprächen nur widerwillig ein. Neben der Problematik des Überweisungsvorgangs (»Wenn ich mich weigere, wird mir vielleicht die nächste Kur gestrichen«) zeigt sich:
> Eine junge Frau aus seiner Nachbarschaft war wiederholt ins Landeskrankenhaus zwangseingeliefert worden, da sie paranoid-halluzinatorische Vorstellungen entwickelte. Dort, so hieß es, war sie neben medikamentöser Therapie psychotherapeutisch behandelt worden. Die Bedeutung von Psychotherapie war dadurch für den Patienten verbunden mit Begriffen wie verrückt, geistig krank usw.

Wenn sich der Psychotherapeut schon vor dem ersten Therapiekontakt darüber im klaren ist, daß Psychotherapie im Weltbild der Patienten unter Umständen eine negative oder gefährliche Bedeutung hat, kann er schon im Erstgespräch empathisch darauf eingehen. Hilfreich wäre es beispielsweise, die Gespräche als Informationsangebot oder Beratung zu definieren (und sich auch dementsprechend zu verhalten), um Ängste und Befürchtungen der Patienten wirklich ernst zu nehmen (vgl. auch Schmidt, 1987).

3. *Demographische Daten*

Diese Informationen sind in der Regel leicht zu gewinnen und werden meist für relativ belanglos gehalten. Psychotherapeuten scheinen so sehr auf Gefühle und innere Prozesse Wert zu legen, daß sie Äußerlichkeiten wie dem Alter, der Geschlechtszugehörigkeit, dem Beruf und ähnlichen Daten wenig Aufmerksamkeit schenken.

> Ein 57jähriger Patient mit Colitis ulcerosa kommt zu psychotherapeutischen Gesprächen und wird mit einer 31jährigen Psychologin konfrontiert, die im Alter seiner Tochter gleicht. Da in seinem Weltbild Stärke und Unverletzbarkeit gerade seinen Kindern gegenüber einen hohen Stellenwert besitzen, wird das für ihn ohnehin ambivalent erlebte psychotherapeutische Setting noch problematischer.

Ein Patient, dessen Psychotherapeut sich schon im Vorfeld in seine Lage zu versetzen versucht, hat die Chance, durch das Ansprechen solcher möglicherweise entstehender Beziehungsprobleme eine Neuorientierung zu erfahren, die ihm auch im Alltag nutzen kann.
In unserem Fall mit dem Colitis-Patienten wurde so vorgegangen: Im Vorab-Gespräch zwischen Stationsarzt und Psychotherapeutin wurde die für den Patienten schwierige Situation diskutiert und ihm angeboten, mit einem älteren männlichen Kollegen die Gespräche zu führen. Dieses Angebot implizierte für den Patienten, daß es also völlig in Ordnung sei, nicht mit jedermann und jeder Frau über eigene Schwächen und Probleme reden zu müssen. Seine bisherige Vorstellung war nämlich, daß er entweder ausschließlich stark und unangreifbar wirken müsse oder, wenn er diesen krankmachenden Standpunkt aufgeben würde, sich völlig hilflos und schwach ausliefern müsse. Dieses krasse und für Psychosomatiker sehr typische Schwarz-Weiß-Muster konnte durch Überlegungen im Vorfeld der Therapie bereits in ersten Ansätzen relativiert werden.

4. *Familienkontext*

Sinnvolle Informationen betreffen hier Erkrankungen in der Ursprungsfamilie, um erste Hypothesen einer Bedeutungsgebung von Krankheit zu gewinnen. So ist es ein bedeutender Unterschied, ob ein psychosomatischer Patient, der sich organisch krank fühlt oder krank ist, seine Ursprungsfamilie (Vater, Mutter, Geschwister) als robust, gesund und widerstandsfähig schildert oder als kränklich, leidend und schwach. Ebenso von Bedeutung sind Erkrankungen in der aktuellen Familiensituation. Erste Hypothesen über Interaktionszirkel, die sich um das oder die Symptome herum bereits organisiert haben, können bereits im Vorfeld der Therapie bedacht werden.

Ein 49jähriger Patient hat wegen starker Halswirbel- und Lendenwirbel-Beschwerden einen Rentenantrag gestellt. Röntgenbefunde zeigen leichte Verschleißerscheinungen, die jedoch in keinem Verhältnis zu den subjektiv geschilderten Beschwerden des Patienten stehen. Erste Informationen über Krankheiten in der Ursprungsfamilie zeigen, daß von seinen vier Geschwistern ein Bruder eine ähnliche Symptomatik aufweist, die anderen drei Geschwister als völlig gesund geschildert werden. Der Vater, erfolgreich in einem angesehenen und sozial höher stehenden Beruf, als ihn der Patient innehat, wird ebenfalls als »immer schon gesund« geschildert. Die Mutter hingegen habe häufiger depressive Symptome gezeigt, habe manchmal tagelang im Bett gelegen, während der Vater dann neben seinen beruflichen Pflichten die Familie habe versorgen müssen.
Anhand dieser Informationen wurde im Vorfeld der Psychotherapie die Hypothese entworfen, daß durch die starke Polarisierung in der Ursprungsfamilie Mittelmäßigkeit und Normalität weniger Platz hatten, als entweder ganz gesund, dann aber auch erfolgreich, oder schwach und dann auch krank zu sein. Da der Vater und die drei Geschwister des Patienten sozial angesehene Positionen innehatten, mußte er sich selbst mit seinem Volksschulabschluß als Versager fühlen – zwischen Erfolgreichsein und Versagen kannte der Patient keine Zwischenstufen. Auf diesem Hintergrund ist es verständlich und nachvollziehbar, daß es für den Patienten um einiges leichter ist, die Krankenrolle zu übernehmen als die Rolle eines noch weniger geachteten beruflichen Versagers. Das Angebot einer Psychotherapie bestärkte ihn weiterhin in der Annahme, daß er nicht nur krank, sondern auch noch verrückt sein müsse.

Diese Vorab-Information veranlaßte den Stationsarzt und die Psychotherapeutin in der Klinik, seine Ablehnung psychotherapeutischen Einzelgesprächen gegenüber zu akzeptieren und ihm eine Gruppentherapie anzubieten. Dort erschien er dann auch, im Kreise anderer Betroffener konnte er wenigstens seine Selbstachtung bewahren. In dieser Gruppentherapie wurde dann versucht, Geschichten und Metaphern über die erfolgreichen Schwachen zu entwerfen (z. B. Woody Allen). Die Geschichten über annehmbare Mittelmäßigkeit und liebenswerte Schwäche gefielen dem Patienten sehr, änderten aber nichts an seiner Grundhaltung. Das Festhalten an seinem Wunsch nach Rente und sein Klagen über die Rückenbeschwerden blieben bestehen.
Dieses Fallbeispiel zeigt, daß die Vorab-Information und die sich daran anschließende Hypothese zwar vermutlich richtig waren und zu mehr Verständnis dem Patienten gegenüber geführt haben, der Therapeut seine Grenzen jedoch auch dort hat, wo er dem Patienten keine attraktivere Möglichkeit als die bisher vom Patienten schon gefundene (Krankenrolle, Rente) anbieten kann.

5. *Beruflicher Kontext*

Hier können wir an das eben geschilderte Fallbeispiel anschließen. Die Frage, ob der Patient arbeitslos ist, einen Antrag auf Erwerbsunfähigkeit gestellt hat, ob er seine berufliche Situation für seine Krankheit verantwortlich macht, ob sein Beruf mit seinem Selbstbild übereinstimmt oder nicht – all dies beeinflußt nicht nur die Einwilligung oder Weigerung zur Psychotherapie, sondern auch die eventuell stattfindenden Gespräche.
Wenn möglich, können also schon im Vorfeld die Auswirkungen, die eine Psychotherapie auf die berufliche Situation des Patienten haben könnte, bedacht werden. Die Problematik, eine vom Patienten beantragte Rente wegen psychosomatischer Beschwerden durch psychotherapeutische »Zwangsmaßnahmen« wieder aufheben zu können, wurde bereits erwähnt.
Die Notwendigkeit, die berufliche Situation des Patienten vor Beginn einer Therapie aus einem ganz anderen Grund genau zu kennen, zeigt folgendes Beispiel:

Ein 59jähriger Patient wird vom Stationsarzt zu psychotherapeutischen Gesprächen motiviert, da eine erhebliche psychovegetative Symptomatik besteht (Schlafstörungen, Kreislaufdysregulation, Schweißausbrüche, Angstzustände u. v. m.). Der Patient ist auch willig und befürwortet den Vorschlag einer Psychotherapie. Die Information über die berufliche Situation des Patienten ergibt: Seit 35 Jahren steht er in einer Gießerei im Dreischichtdienst, ohne jemals den Versuch gemacht zu haben, auf einen leichteren Arbeitsplatz versetzt zu werden. Die Fehlzeiten durch Krankheit waren dabei gering. Auffällig dabei ist, daß der Patient bei dieser großen Belastung am Arbeitsplatz kaum klagte. Auf diesem Hintergrund kann seine Symptomatik als sinnvoller und nachvollziehbarer Versuch seines Körpers gewertet werden, ein Stoppsignal zu setzen.

Ohne die Kenntnis der beruflichen Situation des Patienten wäre der Therapeut in Gefahr gewesen, schon allein durch die Therapieaufnahme das Selbstkonzept des Patienten zu bestärken, er müsse etwas tun, um wieder funktionstüchtig zu werden. In diesem Fall wurden die Gespräche zunächst als Sozialberatung etikettiert und objektive Möglichkeiten angesprochen, wie der Patient seine Arbeitssituation ändern könnte. Dieses Vorgehen war ungewohnt für den Patienten, der bisher eher bei sich selbst Schuld und Versagen wahrzunehmen gelernt hat, als äußere Umstände anzweifeln zu dürfen. Erst im Zuge dieser Beratungssituation wurde dann das psychotherapeutisch wichtige Thema seiner Unterwürfigkeit angesprochen.

6. *Interaktion zwischen überweisendem Arzt und psychosomatischem Patienten*

Das übliche Procedere einer Überweisung eines psychosomatischen Patienten zu einem Psychotherapeuten geht über den Arzt. Wenn ein kollegialer Austausch möglich ist, könnte im Vorfeld einer Psychotherapie überlegt werden: Aus welchen Gründen entschloß sich der Arzt, genau diesen Patienten zur Psychotherapie vorzuschlagen? Entspringt seine Idee rein sachlichen Erwägungen, oder gibt es noch andere Gründe für seine Überweisung? Möchte er den Patienten ganz gern loswerden, oder liegt ihm – ganz im Gegenteil – besonders viel an dessen Heilung? Hat der Patient schon eine längere Liste von erfolglos konsultierten

Fachärzten hinter sich? Welche Erwartungen knüpft er an einen erneuten Versuch, diesmal im psychotherapeutischen Bereich? Ist das Interaktionsmuster zwischen Arzt und Patient charakteristisch für seine allgemeine Problematik? Welche Rolle spielt dabei seine Symptomatik?

Das folgende Fallbeispiel zeigt die Relevanz dieser Überlegungen:

> Eine 37jährige Patientin mit diffusen Schmerzzuständen (»Ganzkörpersyndrom«) wird zum Psychotherapeuten überwiesen, um mögliche psychische Determinanten ihrer Schmerzen abzuklären.
> Sie nimmt dieses Angebot zwar nur widerstrebend an, jedoch fällt auf, daß sie um einen möglichst frühzeitigen Termin bittet. Im Gespräch mit dem überweisenden Arzt zeigt sich, daß sie ihn häufig konsultierte, dabei jedoch nur klagte und ihm seine Insuffizienz vorwarf.

Der Arzt reagierte auf dieses ambivalente Beziehungsangebot ebenso ambivalent: Auf der einen Seite bemühte er sich sehr um eine möglichst ausführliche Diagnostik und machte ihr die verschiedensten Therapievorschläge (u. a. auch die Psychotherapie), auf der anderen Seite fühlte er sich deutlich genervt durch die unangenehme und fordernde Art dieser Patientin. Der Überweisungsmodus verlief ähnlich doppeldeutig: Der Arzt schilderte die Symptomatik der Patientin sehr drastisch und übte dabei in gewisser Weise auch Druck auf den Psychotherapeuten aus, »sich wirklich anzustrengen«, auf der anderen Seite teilte er nonverbal seine Genervtheit und Resignation bezüglich der Patientin mit. In einem gemeinsamen Gespräch zwischen überweisendem Arzt und Psychotherapeuten konnten diese Auffälligkeiten im Beziehungsangebot der Patientin eruiert werden. Wenn die Patientin dann im Erstgespräch eher widerwillig erscheint und auch im Psychotherapeuten zunächst ablehnende und resignierende Gefühle auslöst, so kann er dies vielleicht eher ertragen (ohne vorschnellen Therapieabbruch), wenn er weiß, daß dieses Beziehungsangebot für sie typisch und nicht speziell auf die Therapiesituation gerichtet ist. Vielleicht ist sein Blick dann auch offen für die andere Seite der Patientin, das hilfesuchende, sich anklammernde kleine Mädchen, dem alles weh tut, und das sich von niemandem verstanden fühlt.

Die erste therapeutische Begegnung – eine Möglichkeit der Klärung

Die erste Begegnung mit dem Patienten dient dazu, ein gemeinsames Therapieziel zu finden und zu definieren. Diese Suche kann – bei klarer und eindeutiger Auftragslage – nach drei Minuten abgeschlossen sein, sie kann aber auch über mehrere Stunden das einzig relevante Thema bleiben.

Das Besondere an dieser Phase ist, daß die Gespräche noch nicht als Psychotherapie definiert sind, sondern einzig und allein dem Ziel der Klärung dienen. Je sorgfältiger und ausführlicher diese Erstkontakte sind, desto mehr hat der psychosomatische Patient die Chance, sich verstanden zu fühlen und sich selbst zu verstehen. Wesentlich an diesem Erstkontakt ist, daß der Patient die eindeutige und in sich kongruente Botschaft des Therapeuten erhält, daß er in jedem Fall die Freiheit behält, sich für oder gegen Psychotherapie zu entscheiden. Ebenso frei und bedingungslos steht er der Möglichkeit gegenüber, eine eher psychologische Sichtweise seiner Krankheit zu übernehmen oder auch abzulehnen.

In dieser Beziehung erhält das Setting, in dem sich der Therapeut befindet, eine nicht zu unterschätzende Relevanz: Welche Auswirkungen hätte eine Ablehnung der Therapie für den Therapeuten? Falls er in einer Klinik arbeitet – wie reagieren seine psychotherapeutischen und ärztlichen Kollegen? Existiert eine heimliche Strichliste, auf der die Versagerquote des »Gegners« und des Kollegen genau notiert wird? Welche ausgesprochene oder auch unausgesprochene Meta-Regel schwebt über den Teambesprechungen? Welche Auswirkungen muß der Therapeut bei Therapiemißerfolg befürchten? Sind auch Sanktionen bei erfolgreicher Therapie mit psychosomatischen Patienten zu erwarten? Würde er damit die vielleicht in der Klinik bisher für richtig gehaltene Regel durchbrechen, alexithyme Patienten seien nicht therapierbar? Welche Rolle spielt der meist ärztliche Chef für den Psychotherapeuten in einer Klinik, wie ist die hierarchische Struktur?

Wenn ein Psychotherapeut dem psychosomatischen Patienten kongruent und ohne Bedingungen wertschätzend gegenübertreten

möchte, gilt es, diese Fragen – idealerweise in einer Teamsupervision – zu klären.
Die Gefahr, angespannt und unter innerem Druck zu hoffen, der Patient würde die psychotherapeutischen Gespräche mit Freuden akzeptieren, fördert nicht gerade ein Klima wohltuender Entspannung – weder beim Therapeuten noch beim Patienten. Die Situation für den Psychotherapeuten gleicht dann der eines Verkäufers, der Staubsauger zu verkaufen hat, ohne sich darüber Gedanken machen zu dürfen, ob der Kunde überhaupt einen Bedarf dafür hat.
Falls sich die Ausgangslage eines Psychotherapeuten davon unterscheidet und er sich weniger um die »Stückzahl«, als um faire und kompetente Beratung zu kümmern hat, wird auch Empathie dem Patienten gegenüber möglich.
Rahmenbedingungen, die einen empathischen Zugang zum psychosomatischen Patienten erschweren, spiegeln manchmal die Problematik im Klienten wider.

Ein Patient mit Hyperventilationstetanien wird in einer psychosomatischen Fachklinik therapeutisch behandelt. Die Gespräche sind geprägt durch eine offensichtlich ausreichende Introspektionsfähigkeit und eine hohe Motivation des Patienten, an sich zu arbeiten. In den täglich stattfindenden Teambesprechungen mit den ärztlichen Kollegen zeigt sich, daß der Patient jede Nacht ein- bis zweimal wegen seiner Anfälle oder aus Angst vor seinen Anfällen den diensthabenden Arzt holt. Die Ärzte sind allmählich wütend über den Patienten, glauben weniger an seinen Leidensdruck als an seine Absicht, Aufmerksamkeit auf sich zu lenken – und das nachts um drei Uhr. Der psychotherapeutische Kollege, dessen Therapie in seinen Augen gut läuft, verteidigt den Patienten und gerät allmählich selbst unter Erfolgsdruck: Der Patient darf nachts keine Angst mehr haben, um den Nutzen psychotherapeutischer Gespräche zu »beweisen«. Der Druck geht vom Therapeuten an den Patienten weiter, die Kampfhaltung innerhalb des Patienten selbst (»Diese Anfälle müssen endlich verschwinden«) wiederholt sich in der Beziehung zum Therapeuten wie auch in der Beziehung des Therapeuten zu seinen Kollegen.

Eine Teamsupervision und die eigene Reflexion über kontextuelle Gegebenheiten bewirken in der Regel immer mehr Freiheit des Therapeuten und ebnen so den Weg, dem Patienten empathisch und wertschätzend begegnen zu können. Wenn dies nicht ge-

schieht, kann der Therapeut dies häufig daran erkennen, daß er selbst die psychosomatischen Beschwerden entwickelt, die eigentlich beim Patienten zu vermuten wären. Bei einer Ausgangslage, bei der sich dann nicht mehr genau entscheiden läßt, wer nun eigentlich Therapeut und wer Patient ist, dürfte auch Therapie nur schwer möglich sein.
Wenn der Therapeut hingegen für die Erfahrung offen ist, wie sinnvoll und intelligent auch sein Körper bei ungelösten Streßsituationen reagiert, kann dies wiederum zu mehr Empathie auch dem Patienten gegenüber führen.
Wenn die hier angesprochenen kontextuellen Gegebenheiten für den Psychotherapeuten klar sind, so kann er beginnen, sich über den Erstkontakt mit dem Patienten Gedanken zu machen.
Das Ziel dabei ist, den Standort des Patienten so genau wahrzunehmen und sich in seine Lage einzufühlen, daß eine therapeutische Beziehungsaufnahme möglich wird. Vom klientenzentrierten Standpunkt aus interessieren dabei weniger frühe entwicklungspsychologische Gegebenheiten, allgemeine anamnestische Daten des Patienten oder die Frage nach der spezifischen Symptomwahl. Die Diagnostik richtet sich auf die Beziehungsgestaltung des Patienten – und sonst auf nichts.
Themen dieser Beziehungsgestaltung sollen nun aus Gründen der besseren Übersichtlichkeit inhaltlich der Reihe nach dargestellt werden. Im Kontakt mit dem psychosomatischen Patienten hängt es von ihm ab, wann der Therapeut worüber spricht bzw. lieber nicht spricht.
Die Diagnostik ist also einerseits der Beziehung untergeordnet, andererseits ermöglicht sie die Beziehung erst.

Eine 43jährige Patientin mit Morbus Crohn kommt zum psychotherapeutischen Erstgespräch. Sie ist bereits therapieerfahren und stellt sich auf diagnostische Fragen ein. Der Therapeut, der gründlich und umsichtig seine Therapie gestalten möchte und bereits Vorinformationen eingeholt hat, weiß, daß er erst weitere relevante Bereiche verstanden haben muß, bevor er mit der »eigentlichen« Therapie beginnen kann. So ist beispielsweise noch unklar, welche Rolle die Symptomatik der Patientin für das familiäre Gleichgewicht spielt (der Ehemann wird mit einer herzphobischen Symptomatik beschrieben).
In diesem ersten Kontakt antwortet die Patientin auf die Fragen des Therapeuten einsilbig, in der Sprache wenig moduliert, gleichzeitig

um Korrektheit und Ausführlichkeit bemüht. Der Therapeut bemerkt diese Diskrepanz und entwirft erste Hypothesen über die Beziehungsgestaltung der Patientin. Sie scheint dem Gegenüber – in diesem Fall dem Therapeuten – Nähe zu gestatten, die sie auf der anderen Seite wieder zurücknimmt. So beantwortet sie alle Fragen, dies jedoch auf emotional sehr eingeschränkte Art und Weise. Die Nähe-Distanz-Regulierung scheint für die Patientin nur in dieser Form möglich zu sein. Die Freiheit, sich beispielsweise auch gewissen Fragen zu widersetzen, gestattet sie sich nicht.

Das diagnostische Gespräch könnte also so weitergehen: Der Therapeut würde alle Informationen sammeln, dabei letztendlich dennoch leer ausgehen. Falls es ihrem Partner ebenso ergeht (seine Herzsymptomatik verschafft ihm Nähe), wäre dies schon eine erste Überlegung zur familiären Interaktion, die weniger aufgrund inhaltlicher Fragen als aufgrund einer Beziehungsdiagnostik im Hier und Jetzt möglich wurde.

Der Therapeut könnte im diagnostischen Erstgespräch also beispielsweise fragen: »Ich habe den Eindruck, daß Sie all meine Fragen genau so beantworten, wie ich es gerne hätte. Ist es denn so, daß Sie sich bemühen, es dem anderen recht zu machen, auch wenn Sie innerlich vielleicht gerade gar keine Lust dazu haben?«

Die Vernetzung zwischen diagnostischen Fragen, beziehungsanalytischen Überlegungen des Therapeuten und dessen klientenzentrierter Reaktion macht natürlich die Unterscheidung schwer, was nun als Diagnostik und was als Therapie zu gelten hat. Das mag jedoch für den Patienten von Bedeutung sein, der im Erstkontakt eine respektvolle Distanz wünscht und der noch nicht entschieden hat, ob er sich überhaupt auf die Nähe eines psychotherapeutischen Kontaktes einlassen möchte.

Die Botschaft im Erstkontakt an den psychosomatischen Patienten lautet also: »Ich bin für Sie da im Wissen darüber, daß im Moment noch nicht klar ist, ob Sie das überhaupt möchten oder nicht. Und genau dies versuche ich zu respektieren, wenn wir jetzt zusammen reden.«

Worüber sollte jedoch in diesem Erstgespräch geredet werden? Wie kann der Psychotherapeut respektvolle Distanz wahren und gleichzeitig den psychosomatischen Patienten so zu verstehen versuchen, daß möglicherweise ein therapeutisches Hilfsangebot zustande kommen kann?

Wenn nun im folgenden die für das Erstgespräch relevanten Themenbereiche näher beschrieben werden, so kann dieses inhaltliche Vorgehen natürlich nicht losgelöst werden von dem Verstehen der jeweiligen Situation und der speziellen Beziehung zwischen Therapeut und Patient.
Die Themenbereiche

- Beziehung des Patienten zu seiner Symptomatik
- Beziehung des Patienten zur Psychotherapie
- Beziehung des Patienten zu seinem familiären Kontext
- Beziehung des Patienten zu gesellschaftspolitischen Gegebenheiten

können als wichtiger innerer Leitfaden für den Therapeuten dienen, sind jedoch in der Therapeut-Patient-Beziehung immer dahin gehend zu hinterfragen, ob sie wertschätzende Empathie ausdrücken oder nicht.
Wenden wir uns unter dieser Prämisse den einzelnen Themenbereichen zu:

1. *Die Beziehung des Patienten zu seiner Symptomatik*

Im Erstgespräch wird meist schon deutlich, wie der Patient mit sich selbst umgeht, welche Beziehung er zu sich hat. Diese Beziehung findet dann auch ihren Ausdruck in der Umgangsweise mit der Symptomatik. Je nach individueller Grundstruktur wird er dann die Symptomatik, die er als etwas Fremdes erlebt, bekämpfen, unter Kontrolle zu bringen versuchen, er wird Angst davor haben, sich ihr gegenüber schwach und ausgeliefert fühlen oder sie einfach zu ignorieren versuchen. In jedem Fall ist sein Erleben geprägt von einem dualistisch-mechanistischen Weltbild, innerhalb dessen er dann auch nach Lösungen oder Heilung sucht.
Als diagnostische Kriterien für die Beziehung des Patienten zu seiner Symptomatik können für den Therapeuten folgende Fragen relevant werden:

a) *Subjektiv empfundene Beeinträchtigung durch die Symptomatik*

Wie stark empfindet der Patient seine Beschwerden? Besteht eine Diskrepanz zwischen äußerem Beschwerdebild und subjektiver Schilderung? Dazu gehört die Tendenz zum Bagatellisieren beispielsweise eines Herzkranken ebenso wie die subjektiv stark empfundenen Schmerzen beispielsweise eines Patienten mit Kreuzschmerzen ohne nennenswerte röntgenologische Befunde. Fühlt sich der Patient allein durch seine körperlichen Symptome beeinträchtigt, oder spricht er auch über sein psychisches Allgemeinbefinden? Bestehen hier Diskrepanzen?

b) Qualitative Beschreibung der Beschwerden durch den Patienten

Wie beschreibt der Patient seine Beschwerden? Bemüht er sich um eine möglichst ausführliche Schilderung, so, als ob er befürchtet, der Therapeut nehme ihn sonst nicht ernst? Oder fällt eher seine knappe und karge Beschreibung auf? Welche Beziehung zur Symptomatik läßt sich dabei vermuten?

Eine 27jährige Patientin mit unklaren Unterbauchbeschwerden spricht im psychotherapeutischen Erstgespräch differenziert und angemessen von ihrer Symptomatik. Der Therapeut wundert sich über die Notiz seines ärztlichen Kollegen, die Patientin verleugne die Symptomatik. Im kollegialen Gespräch zeigt sich, daß die Patientin bei ihm ihre Scheidungsproblematik angesprochen hat und ihre körperliche Symptomatik »vergaß«, beim Psychotherapeuten sich das genau umgekehrte Bild ergab. Unter Einbeziehung dieses Zusammenhangs konnte die Patientin in ihrem Bemühen verstanden werden, den Beziehungspartner (in diesem Fall den Arzt und Psychotherapeuten) irgendwie zufriedenzustellen, jedoch auf eine Art und Weise, die weitere Nähe verhindern soll. Jeder bekommt das angeboten, wofür er als nicht zuständig angesehen wird.

c) Vermuteter Einfluß des Patienten auf die Symptomatik

Man braucht nicht unbedingt das Etikett »Alexithymie« zu bemühen, um eine in unserem Kulturkreis häufig anzutreffende Einstellung dem eigenen Körper gegenüber zu beobachten: Atmung, Herzschlag und Verdauung sind gesteuert von einem unspezifisch und fremd empfundenen autonomen Nervensystem, das zwar in uns angesiedelt ist, aber nicht weiter beachtet wird. Nötige Reparaturmaßnahmen daran werden in die Hände von »Körpermechanikern« gelegt. Der Unterschied zwischen Arzt und Automechaniker ist, abgesehen von der Farbe des Kittels, noch darin zu erkennen, daß Automechaniker aus eigener Tasche bezahlt werden müssen. Des weiteren unterscheidet sich die Umgangsweise mit dem eigenen Körper von dem Umgang mit dem eigenen Auto häufig darin, daß letzterem wesentlich mehr liebevolle Zuwendung zuteil wird. Ein Kratzer am Autolack kann dabei ungleich ernster genommen werden als irgendwelche Minimalbeschwerden, die vom Körper ausgehen. Wenn wir uns in der therapeutischen Situation mit der Beziehung zwischen Psychosomatiker und Symptom beschäftigen, so sollten wir den gesellschaftlichen Hintergrund nicht vernachlässigen.

Zum Einfluß des Patienten zu seiner Symptomatik läßt sich in unserem Kontext fragen, ob der Patient einen eigenen Einfluß vermutet (»Ich müßte mich mehr schonen«), ob er von einem Fremdeinfluß ausgeht (»Meine Kinder müßten mich weniger ärgern«). oder ob er Beschwerden schlichtweg als schicksalsgegeben annimmt (»Das ist halt so«).

Die Vorannahmen des Patienten über den eigenen Einfluß auf seine Symptomatik zu kennen kann für den weiteren therapeutischen Prozeß hilfreich sein.

Eine 53jährige Patientin mit organisch nicht begründbaren, häufig auftretenden Brechdurchfällen erscheint zum psychotherapeutischen Erstgespräch und macht deutlich, daß sie keinen Einfluß auf die Symptomatik zu haben glaubt. Es wäre eben so, sie habe damit zu leben gelernt und sich damit abgefunden. Der Glaubenssatz der Patientin »Das Schicksal ist schuld« ist für sie auch in anderen Lebensbereichen gültig. Sie ist seit 32 Jahren mit einem Ehemann mit Alkoholproblematik verheiratet und müßte, wenn sie plötzlich von einem eigenen Einfluß auf Widrigkeiten ausginge, auch diese Lebensentscheidung damit in Zusammenhang bringen. Da sie mit einer solchen Sichtweise zum momentanen Zeitpunkt sicherlich überfordert wäre, würden Bemühungen des Therapeuten, an ihrer Symptomatik zu arbeiten, ins Leere laufen. Würde sie die Idee, selbst Einfluß auf ihre Symptomatik zu haben, annehmen, würde gleichzeitig ihr Lebenskonzept erschüttert. Der Patientin ihren »Schicksalsglauben« zunächst zu lassen ist also ein klientenzentriertes Vorgehen. Erst im Zuge von mehr Selbstvertrauen wird es möglich sein, an den eigenen Einfluß glauben zu dürfen.

d) Das eigene Idealbild und die Umgangsweise mit der Symptomatik

Eine gute Möglichkeit, Therapie zum Scheitern zu bringen, ist es, das Idealbild des Patienten nicht im Zusammenhang mit seiner Symptomatik zu betrachten.

Eine 37jährige Migränepatientin sträubt sich in der Therapie dagegen, den gutgemeinten Vorschlägen nach mehr Freizeit, Spaß und Abwechslung im Leben nachzukommen (es ist sicher unschwer zu erkennen, daß es sich hier um den Versuch einer Stütztherapie handelt).
Ihr Idealbild verlangt von der Patientin, sich nur dann als liebenswerter Mensch zu fühlen, wenn sie den vermuteten Wünschen der anderen nachkommt. Das wurde hier zunächst nicht berücksichtigt. Eine symmetrische Eskalation wird die Folge sein: Der Therapeut bemüht sich immer mehr, die Patientin von der Richtigkeit seiner Vorschläge zu überzeugen, die Patientin bemüht sich ebenfalls, dem Therapeuten klarzumachen, daß sie es sich verdient habe, es sich gutgehen zu lassen. Und vor lauter Anstrengung bekommen schließlich beide Kopfschmerzen.

Die Symptomatik kann dem Patienten dabei helfen, etwas zu tun, was er sich sonst nie zugestehen würde (z. B. sich tagelang ins Bett zu legen). Die Diskrepanz zwischen dem eigenen Idealbild und dem, wozu die Symptomatik den Patienten »zwingt« (z. B. Ruhepausen), gilt es zu verstehen.

e) Aktiv-suchende oder passiv-resignative Beziehung des Patienten zu seiner Symptomatik

Ein Patient, der auf seine Beschwerden wütend ist, sie in den Griff zu bekommen versucht oder sogar verstehen möchte, ist psychotherapeutisch anders zu erreichen als ein Patient, der Angst hat, sich passiv ausgeliefert fühlt oder die Beschwerden als fremd und bedrohlich erlebt. Diese Beziehungsgestaltung zum Symptom kann häufig als Spiegelbild anderer Beziehungsgestaltungen im Alltag des Patienten verstanden werden.

2. *Die Beziehung des Patienten zur Psychotherapie*

Bereits vor dem ersten Kontakt mit dem psychosomatischen Patienten kann in der Regel eruiert werden, ob der Patient bereits psychotherapeutische Vorerfahrung hat und wie er diese bewertet. Im Erstkontakt nun hat der Psychotherapeut die Gelegenheit, die Beziehung des Patienten zur Psychotherapie noch genauer wahrzunehmen und mittels empathischen Sicheinfühlens zu verstehen.

Was jedoch gilt es alles zu verstehen? Wie kann die Beziehung des Patienten zur Psychotherapie näher spezifiziert werden? Worauf kann der klientenzentrierte Therapeut im Erstgespräch achten?

a) Vorerfahrung mit Psychotherapie, Konnotationen des Begriffs Psychotherapie und die Bedeutung von Psychotherapie in bezug auf die Selbstachtung des Patienten

Meist sind die ersten Augenblicke des Kontakts relevant: Ist Kränkung, Wut oder Skepsis des Patienten spürbar, fühlt er sich durch die Überweisung abgewertet, diskriminiert oder schlichtweg falsch verstanden? Welche Auswirkungen hat die Tatsache, zur Psychotherapie zu gehen oder geschickt zu werden, auf seine Selbstachtung? Kann er dies mit seinem Konzept von sich selbst vereinbaren (»Da kann ich Wichtiges für mich klären«), oder wird seine Selbstachtung tangiert (»Ich bin doch nicht verrückt«)? Unbedingte Wertschätzung im klientenzentrierten Vorgehen findet hier ihren Ausdruck: Kann der Therapeut den Patienten so annehmen, wie er ist, oder ist seine Wertschätzung an die Bedingung gebunden, selbst wertgeschätzt zu werden? Um wessen Selbstachtung geht es, um die des Patienten oder die des Therapeuten? Die Bedeutung genau wahrzunehmen und zu verstehen, die Psychotherapie für den psychosomatischen Patienten hat, ist eine wesentliche Voraussetzung dafür, ob Psychotherapie überhaupt stattfinden kann oder nicht. Nur in dem von Rogers postulierten vorurteilsfreien Rahmen wird es möglich sein, diese Bedeutung auch zu erspüren und womöglich zu ertragen. Wenn es sich der Patient erlauben darf, seine eventuelle negative Einstellung zur Psychotherapie auszudrücken, besteht auch für ihn die Chance, genauer zu verstehen, warum dies so ist.

Ein 53jähriger Patient mit rezidivierendem Zwölffingerdarmgeschwür wird zur Psychotherapie geschickt. Die erste Stunde hat er »vergessen«, zur zweiten erscheint er zehn Minuten zu spät, von der vorher stattgefundenen Gymnastik noch abgehetzt. Er schimpft über den schlampigen Zeitplan der Klinik und will auch gleich wieder gehen, um seine Massage nicht zu verpassen. Das Schimpfen über die Klinik und den Streß und die Hektik in diesem Haus bewahrt ihn vor dem direkten Blickkontakt mit dem Psychotherapeuten (er hält ihm statt dessen die Karte mit dem Tagesplan vor die Nase).

Was gilt es bei dieser Kontaktaufnahme zu verstehen? Der Patient ist voll Widerstand, in seinem Auftreten unangenehm und aggressiv und damit ein schönes Beispiel dafür, das Defizitmodell wieder einmal bemühen zu dürfen. Was kann hier – gemäß dem klientenzentrierten Vorgehen – wertgeschätzt werden?
Der Patient zeigt sich stark und durchsetzungsfähig und signalisiert dem Therapeuten damit klar und eindeutig, daß es gilt, seine Selbstachtung zu wahren. Er scheint nach dem anstrengenden, für unsere westliche Kultur typischen Dominanz-Unterwerfungs-Muster zu leben und sich eher für überlebensfähig zu halten, wenn er unterwirft, als selbst unterworfen zu werden. Die von dem Patienten angebotene Beziehung lädt natürlich den Beziehungspartner dazu ein, im gleichen Muster zu agieren, beispielsweise ebenfalls über den Patienten zu schimpfen. Therapeuten, denen der anstrengende Kontakt mit dieser Art von Patienten zuviel wird, könnten auch in der Alexithymie-Forschung ein weites Anwendungsfeld finden, ihr eigenes Dominanz-Unterwerfungs-Muster auszuleben. Wertschätzende Empathie gibt dem Therapeuten die Chance und legt ihm die Verpflichtung auf, die vom Patienten angebotene Beziehung auf einer Meta-Ebene zu verstehen und bedingungslos zu akzeptieren. Auf diesem Weg würde der Therapeut also die Wahrung der Selbstachtung des Patienten als wesentlich erkennen und dies auch versuchen auszudrücken. Er könnte also beispielsweise folgendermaßen reagieren:

1. Er fragt den Patienten nach einem für ihn günstigen Termin, um deutlich zu machen, daß dieser ein Mitspracherecht hat und nicht einfach hinnehmen muß, was die Klinik ihm anbietet.
2. Der Therapeut begibt sich in die Frageposition und bittet den Patienten, ihm zu sagen, was er denkt, welche Hilfe er sich überhaupt als sinnvoll vorstellen könnte. Dabei akzeptiert er auf der Verhaltensebene die für die Kontaktaufnahme nötige Dominanz des Patienten und respektiert, daß dieser nur so seine Selbstachtung zu wahren gewohnt ist. Wenn die Kontaktaufnahme nach den Vorstellungen des Patienten gelingt, wird in einer dann eventuell stattfindenden Psychotherapie sicherlich der Zusammenhang zwischen seinem Dominanz-Unterwerfungs-Muster und seinen auftretenden Magengeschwüren das Thema sein.

b) Psychotherapie als Möglichkeit emotionaler oder kognitiver Selbstexploration und als Suche nach Fremdauslösern

Wenn geklärt ist, was der Patient mit Psychotherapie verbindet, welche Rolle seine Selbstachtung dabei spielt, ob er den psychotherapeutischen Kontakt als gleichwertige Beziehung empfindet oder fürchtet, sich unterwerfen zu müssen, dann kann der Therapeut seine Aufmerksamkeit auch darauf richten, was der Patient sich inhaltlich unter Psychotherapie vorstellt. Möchte er lernen, mit seinen Gefühlen besser umzugehen, oder sucht er eher auf der kognitiven Ebene nach Lösungen seiner Schwierigkeiten? Will er die Psychotherapie dazu benutzen, Probleme abzuladen, eventuell einen Verbündeten gegen die Symptomatik, den Ehepartner, den Arbeitgeber zu suchen, oder ist er daran interessiert, selbstexplorativ vorzugehen?

Die Vorstellungen und Wünsche, die der Patient mit Psychotherapie verbindet, entsprechen nicht unbedingt der von den einzelnen Psychotherapieschulen aufgestellten Norm.

»Standardisierte Konzepte definieren einen beträchtlichen Teil von Klienten, die auf diese Art eines ritualisierten Kontextes nicht antworten, als unfähig.« (Schmidt, 1985, S. 55)

So wird ein klassischer oder rigider Gesprächspsychotherapeut einen Klienten wieder nach Hause schicken, der sich »skalenmäßig« zu wenig selbstexplorativ zeigt, ein guter Gesprächspsychotherapeut wird explorativ bei sich selbst und überlegt sich ein empathisches Verstehen und Handeln auch bei den Patienten, die nicht in das gewohnte Konzept passen.

Ein 52jähriger Patient mit herzphobischer Symptomatik kommt zur Psychotherapie. Auf die Frage, was er von den Gesprächen erwartet, meint er: »Wegreden kann man ja so was wohl kaum.« Der Psychotherapeut kann sich gekränkt, frustriert oder wütend zurückziehen (solidarische Kollegen werden dabei auf seiner Seite sein), er kann aber auch versuchen zu verstehen, was der Patient damit über sich selbst mitteilt. Im hier geschilderten Beispiel handelt es sich um einen Facharbeiter im Zweischichtdienst bei VW, der sich nach jahrelanger Anstrengung so weit hochgearbeitet hat, daß er sich eine Eigentumswohnung, jährliche Urlaubsfahrten und die Studienfinanzierung für seine zwei Söhne leisten kann. Sein Lebenskonzept, es nur mit richtiger Arbeit zu etwas zu bringen, muß ebenso respektiert werden wie die für ihn folgerichtige Konsequenz, daß durch Reden allein nichts gewonnen wird. Ein empathisches Verstehen dieser Zusammenhänge könnte beispielsweise seinen Ausdruck darin finden, daß der Therapeut in der Anfangsphase der Therapie gemeinsam mit dem Patienten ein strukturiertes Programm entwirft (beispielsweise ein Tagesprotokoll, um Schwankungen der Symptomatik festzuhalten). Damit hätte er zum einen den Patienten mit seinem Lebenskonzept ernst genommen, und zum anderen hätte er die Chance, über die kognitive Arbeit mit der Symptomatik im Laufe der Zeit auch die emotionale Seite mit einzubeziehen – jedenfalls dann, wenn der Patient diesen Schritt mitvollziehen möchte.

3. *Die Beziehung des Patienten zu seiner Familie*

Das Thema des familiären Hintergrundes des Patienten ist nicht nur in der Anfangsphase, sondern während des ganzen therapeutischen Prozesses relevant. Wenn es trotzdem schon hier ausführlich abgehandelt wird, so geschieht dies deshalb, weil erfahrungsgemäß das frühzeitige Bilden von Hypothesen zur familiären Homöostase sowie das Einbeziehen dieser Hypothesen schon in der Anfangsphase der Therapie für ein umfassendes Verstehen der Symptomatik wesentlich sind (vgl. auch Schmidt, 1987).
Ein typisches Mißerfolgsbeispiel kann dies näher erläutern:

> Eine 23jährige Patientin mit funktionellen Oberbauchbeschwerden und häufigem Erbrechen bricht ihre Lehre als Friseurin ab und wird in die psychosomatische Klinik »zur Erholung« gebracht. Im ärztlichen Aufnahmegespräch sowie in den ersten Gesprächen mit dem Psychologen wird die Aufmerksamkeit auf das von der Patientin angesprochene problematische Verhältnis zu ihrem Chef gerichtet. Er sei ausgesprochen autoritär, sie fühle sich in seiner Gegenwart klein und hilflos und würde immer wieder mit den körperlichen Beschwerden darauf reagieren. Dies könne sie nicht mehr aushalten, und deshalb habe sie gekündigt. Die Gespräche über diese Autoritätsproblematik werden von der Patientin zwar gern angenommen, an der Symptomatik ändert sich jedoch kaum etwas. Der Psychologe hat immer stärker den Eindruck, irgendwie im Kreis zu laufen. Die Gespräche werden schließlich von der Patientin abgebrochen (»Es bringt ja eh nichts«), der ratlos zurückgebliebene Psychologe stellt den Fall bei der nächsten Teamsupervision vor. Dort wird die Patientin im Kontext ihrer Familie zu verstehen versucht

und das Augenmerk darauf gerichtet, ob die Symptomatik eventuell eine bedeutende Rolle in der Aufrechterhaltung der familiären Homöostase spielt. Wenn die Symptomatik nicht wäre, die Patientin den Abschluß ihrer Lehre folglich schaffen würde, hätte dies zur Konsequenz, daß sie genügend Geld verdienen würde, um von zu Hause auszuziehen. In der Anamnese ist nachzulesen, daß ihr Vater Frührentner ist, die 15 Jahre jüngere Mutter von der Patientin als lebenslustig, jedoch mit immer wiederkehrenden depressiven Phasen dargestellt wird. Die Hypothese, daß sich die Patientin unbewußt für das familiäre Gleichgewicht zuständig fühlt und ihre Eltern nicht verlassen dürfe, hätte die psychotherapeutischen Gespräche eventuell eher an den Kernpunkt gebracht als die Problematisierung des eher peripheren Themas mit ihrem Chef.

Noch so gute und effektive therapeutische Arbeit kann ihre Grenzen und damit ihre Beschränktheit dort erfahren, wo eine Destabilisierung des Gesamtsystems droht, z. B. der Familie. »Widersetzt« sich ein Patient hartnäckig allen therapeutischen Kunstgriffen, so kann dies entweder bedeuten, daß diese Kunstgriffe vielleicht doch nicht so geschickt und passend sind, wie es der Therapeut vielleicht zunächst annahm, oder aber daß sie tatsächlich effektiv auf Veränderungen abzielen und genau dies vom Patienten verhindert werden muß. Es könnte für ihn ein höherwertiges Ziel geben, als seine Beschwerden reduzieren zu wollen. In diesem Zusammenhang wird beispielsweise die Frage relevant, wie die Symptomatik für die Nähe-Distanz-Regulation innerhalb der Familie genutzt wird.

Ein Patient liegt mit Magenbeschwerden im Bett, ist dabei distanziert an der Familie, sorgt aber gleichzeitig für ein bestimmtes Maß von Nähe in Form von Versorgtwerden. Die Partnerin kümmert sich, macht sich vielleicht auch viele Gedanken um den Kranken und sorgt so für ein bestimmtes Maß an Nähe. Sie ist aber ebenfalls distanziert, wenn sie z. B. Tee kocht und nicht unmittelbar mit ihm in Kontakt tritt. Zwei Menschen tun also nicht etwas gemeinsam, sondern verhalten sich komplementär (vgl. auch Bateson, 1981).

Beziehungsänderungen (beispielsweise die Beziehung des Patienten zu seiner Symptomatik) können ein System aus dem Gleichgewicht bringen. Wenn der Patient die Beziehung zu seiner Symptomatik in Richtung mehr Integration und Wertschätzung verändert hat, die Symptomatik dadurch vielleicht sogar nicht mehr so nötig ist wie vorher, wird diese intrapsychische Veränderung natürlich auch Auswirkungen auf den Kontext haben, in dem der Patient lebt.

»Eine Systemsicht der Familie erfordert, alle Verhaltensweisen aller Mitglieder in ihrer Funktion für die Familie als Ganzes zu sehen. Sie müssen stets in den Rahmen von Gleichgewichts-, Anpassungs- und Entwicklungsprozessen gestellt werden.« (Simon 1988a, S. 178)

Der klientenzentrierte Weg eines empathischen Sicheinfühlens in ein Individuum ist auch unter systemischer Betrachtungsweise so lange legitim, solange dieses Einfühlen nicht bedeutet, Partei zu ergreifen oder Neutralität zu verletzen. Wertschätzende Empathie gegenüber dem Gesamtsystem bedeutet, daß »Schuld«, »Versagen« und ähnliches nicht nach außen delegiert werden muß, um das Individuum innerhalb des Systems besser verstehen zu können. Dies sollte möglichst schon im Erstkontakt bedacht werden, um eine möglicherweise stattfindende Therapie nicht dadurch zu gefährden, den Patienten unter Umständen in Loyalitätskonflikte zu bringen.

> Eine 34jährige Patientin mit Hautausschlag und Ekzemen beschreibt ihre familiäre Situation als einengend und bedrückend. Es belaste sie sehr, daß ihr Ehemann immer wieder mit Depressionen »zu kämpfen habe«, sie fühle sich miverantwortlich, gleichzeitig überlastet. In diesen Situationen reagiere ihre Haut besonders deutlich, das habe sie selbst schon feststellen können.

Wenn ich nun diese Beschreibung der Patientin ernst nehme und gleichzeitig wertschätzende Empathie dem System Familie gegenüber realisiere, so ist es möglich, den Fokus auf die Nähe-Distanz-Regulierung des Ehepaares (Depression schafft Nähe, Ekzem wieder Distanz) als Arbeitshypothese auch in der weiteren individuumzentrierten Arbeit mit der Patientin zugrunde zu legen. Es kommt also darauf an, in der therapeutischen Dyade systemisch zu denken. Dies gelingt um so leichter, je eher die Suche nach unidirektionalen Ursache-Wirkungs-Zusammenhängen aufgegeben werden kann. Wenn ich als Therapeut keinen »Schuldigen« mehr suchen muß (»Der Hautausschlag kommt, wenn der Mann so klammert«), wird mein Blick frei für die beziehungs-

gestaltenden Fähigkeiten von Symptomen (vgl. auch Schmidt, 1987). In unserem Beispiel verursacht also nicht die Depression Hautausschlag, sondern beide Symptome regulieren die Beziehung insofern, als sie Nähe und gleichzeitig Distanz schaffen und somit ein Gleichgewicht ermöglichen.
Empathie kann nun dort ansetzen, wo verstanden werden soll, warum die Partner ihre Wünsche nach mehr Nähe oder mehr Distanz noch nicht in ihr bewußtes Denken integrieren können und die Hilfe der Symptomatik dafür brauchen.
Systemisches Denken zeigt sich also nicht darin, daß in der Therapie statt zwei um vier oder fünf Personen zusammensitzen (vgl. auch Weiss, 1988). Es geht einzig um die Frage, ob das Ursache-Wirkungs-Schema aufgegeben werden kann oder nicht. Psychosomatische Symptome als sinnvoll und in sich schlüssig zu betrachten, die »Spielregeln« (Schmidt 1987) im aktuellen Kontext ebenso zu verstehen versuchen wie die intraindividuellen Glaubenshaltungen des Patienten kann auch in der therapeutischen Dyade verwirklicht werden.

4. *Die Beziehung des Patienten zu gesellschaftspolitischen Gegebenheiten*

Die Beziehung des Patienten zu seiner Symptomatik, zur Psychotherapie und zu seiner Familie sind nur Teilausschnitte eines umfassenderen Ökosystems, in dem sich der Patient befindet. Psychotherapeutische Prozesse einzuleiten und einen Konsens mit dem Patienten über gemeinsame Ziele in der Therapie zu finden ist nur dann möglich, wenn ebenfalls gesellschaftspolitische Bedingungen mit einkalkuliert werden.
Brede (1978) betont den Zusammenhang »... zwischen Symptomproduktion und soziokulturell geformtem Handeln« (S. 322). Ein psychosomatischer Patient gilt als angepaßt an gesellschaftliche Werte, d. h., »der psychosomatisch Kranke trägt seine psychischen Konflikte innerhalb der Spielbreite sozial gebilligten Verhaltens aus« (S. 324).
Brede bezieht bei der Erklärung psychosomatischer Störungen also den gesellschaftspolitischen Hintergrund mit ein. In unserem

Zusammenhang interessieren speziell im Erstkontakt mit dem psychosomatischen Patienten folgende Fragen:
Welche Auswirkungen hätte eine Symptomverbesserung in den Bereichen, in denen der Patient bisher unauffällig und angepaßt lebt? Wie sähen beispielsweise Konsequenzen für den Arbeitsplatz aus? Würde sich der Patient eher durchsetzen und seinem Ärger lautstark Luft machen, anstatt Asthmaanfälle zu produzieren? Dient die Symptomatik bisher gelegentlichen Ruhepausen, die dem Patienten sonst vom Arbeitgeber nicht zugestanden werden? Wenn die Symptomatik verschwindet, was dann?
Die Relevanz dieser Fragen dürfte deutlich machen, daß schon in den ersten Kontakten mit dem psychosomatischen Patienten dieser Hintergrund mitbedacht werden sollte.
Empathisches Verstehen in diesem Zusammenhang kann auch bedeuten, psychotherapeutische Interventionen in den Hintergrund zu rücken und statt dessen dem Patienten deutlich zu machen, daß die Lösung seines Problems auf anderen Ebenen (z. B. politische Auseinandersetzung) liegt.
»Denn wer in kleinen Wohnungen mit knappem Gehalt und unter harten Arbeitsbedingungen etc. lebt, hat zunächst mehr Überlebensgewinn, sich auf äußere Konflikte zu konzentrieren. Internal überzogene Psychotherapiegläubigkeit gleicht hier einem Religionsersatz, der vor Tatsachen blendet.« (Thomas, 1986, S. 91/9, 92).
Wenn nun in den ersten abklärenden Gesprächen die Beziehung des Patienten zu seiner Symptomatik, zur Psychotherapie, zu seiner Familie und unter Berücksichtigung des gesellschaftspolitischen Hintergrundes, im Mittelpunkt steht und verstanden wird, dann kann begonnen werden, sich über das weitere Vorgehen in der Therapie Gedanken zu machen.

Der sich entwickelnde psychotherapeutische Prozeß

Die Hauptschwierigkeit in der Behandlung psychosomatischer Patienten liegt in der Tatsache, daß sich ihr Wunsch nach Distanz (»Was soll ich denn hier bei den Gesprächen?«) in ihrem bewußten Erleben deutlich unterscheidet von ihrem Hilferuf (»Ich leide, wer hilft mir?«), symbolisiert durch die Symptomatik. Dieser Hilferuf ist in der Regel an somatisch orientierte Ärzte gerichtet, die zwar antworten, jedoch in ihrem mechanistischen Menschenbild den Patienten als Gesamtperson nicht erreichen.

Das Problem ist, daß der psychosomatische Patient in unserem Gesundheitssystem kein Beziehungsangebot bekommt, das auf seine individuellen Bedürfnisse nach einer sensibel durchgeführten Nähe-Distanz-Regulierung abgestimmt wäre. Er trifft statt dessen auf zwei Extrempole (somatisch orientierter Arzt, der sich nur für die Symptomatik interessiert, und Psychotherapeut, der auf das innere Erleben fokussiert), die sich gegenseitig in der Regel ausschließen, bekämpfen und in ihrem Beziehungsangebot dem psychosomatischen Patienten beide nicht gerecht werden: Der Arzt ist durch seine symptomorientierte Vorgehensweise der Person des Patienten zu sehr entfernt, der Psychotherapeut rückt ihm statt dessen mit seiner Orientierung an Gefühlen zu nahe.

Diese Ausgangssituation des psychosomatischen Patienten erinnert an die klassische Tragödie, in der der Hauptprotagonist die freie Wahl hat, sich zu entscheiden, in welcher Form er am Schicksal scheitern möchte, das Scheitern selbst jedoch ist unumgänglich.

Kehren wir zurück zur Gegenwart und zu unserem Kontaktangebot für den psychosomatischen Patienten.

Therapie hat immer zum Ziel, den Freiheitsgrad des Patienten zu erhöhen. Gesundheit bedeutet dann, eine flexible, der Situation angemessene und kongruente Haltung einnehmen zu können. Ebenso verhält es sich umgekehrt mit dem Behandlungsangebot: Es ist umso »gesünder«, je mehr Freiheitsgrade es besitzt und je flexibler es in seinem Angebot auf die spezifische Bedürfnislage des Patienten eingehen kann.

Üblicherweise interessiert sich ein klientenzentrierter Therapeut für die Bereitschaft und Fähigkeit des Klienten zur Selbstexploration.

Wie schon erwähnt, interessiert jedoch im psychosomatischen Bereich gerade nicht so sehr die Selbstexploration des Patienten, sondern zunächst ausschließlich seine Beziehung zur Symptomatik.

Die »Skala zur Einschätzung des Ausmaßes der Selbstexploration des Klienten« muß deshalb abgewandelt werden. Uns interessieren hier die Beziehungsaspekte des psychosomatischen Patienten zu seiner Symptomatik – und sonst nichts. Dies sieht dann so aus:

Standort des Patienten zu seiner Symptomatik:

Stufe 1:
Der Klient sagt nichts über seine Symptomatik. Er spricht ausschließlich über Tatbestände, die unabhängig von seiner Person sind.

Beispiel:
»Auf meiner Arbeit und auch zu Hause geht alles ganz normal zu. Der Arzt hat mich halt jetzt zur Kur geschickt.«

Stufe 2:
Der Klient berichtet von seiner Symptomatik als von etwas, das unabhängig von seiner Person ist. Er nimmt keine Beziehung dazu auf.

Beispiel:
»Die Kopfschmerzen kommen manchmal wie vom Himmel geflogen.« »Meine Beschwerden sind wahrscheinlich wetterabhängig.«

Stufe 3:
Der Klient steht der Tatsache ambivalent gegenüber, daß es allgemeine, globale Zusammenhänge zwischen sich und seiner Symptomatik geben könnte.

Beispiel:
»Es könnte schon sein, daß ich manchmal mehr Kopfschmerzen habe, wenn ich gestreßt bin. Aber so sicher bin ich mir da nicht.«

Stufe 4:
Der Patient erkennt, daß es allgemeine, globale Zusammenhänge zwischen sich und seiner Symptomatik gibt.

Beispiel:
»Wenn ich Ärger habe, schlägt sich das auf den Magen.« »Streß verschlimmert meine Kopfschmerzen.«

Stufe 5:
Der Patient erkennt neben den allgemeinen Zusammenhängen immer mehr die konkreten und spezifischen Zusammenhänge zwischen sich und seiner Symptomatik. Er nimmt eine Beziehung zu seinem Symptom insofern auf, als er es als einen Teil von sich selbst wahrnimmt.

Beispiel:
»Heute morgen beim Frühstücken war so ein leichter Druck

in meinem Magen, ich glaube, ich hatte Angst, mich falsch zu benehmen.«

Stufe 6:

Die Beziehung des Klienten zu seiner Symptomatik wird immer differenzierter. Der Klient nimmt eine Beziehung zu seiner Symptomatik insofern auf, als er sie immer mehr als Symbol für sein inneres Erleben ansieht. Statt gegen die Symptomatik anzukämpfen, wird der Versuch deutlich, die jeweilige Botschaft wahrzunehmen und zu verstehen.

Beispiel:

»Da ist immer so eine innere Stimme in mir, die mich begleitet. Wenn ich von meinem Denken her nicht merke, wie es mir geht, so höre ich einfach darauf, was mein Körper mir mitteilt.«

Stufe 7:

Der Patient beginnt, den Ausdruckscharakter seiner Symptomatik nicht nur zu verstehen, sondern darüber hinaus auch noch positiv wertzuschätzen.

Beispiel:

»Von meinem Verstand würde ich oft gar nicht merken, wie es mir geht. Es ist ein ganz eigenartiges und schönes Gefühl, sich darauf verlassen zu können, daß es da noch einen Teil in mir gibt, der auf mich aufpaßt. Meine Kopfschmerzen sagen mir zum Beispiel ganz eindeutig, wann ich mich von anderen distanzieren muß. Ich bin richtig dankbar dafür, daß ich mich auf meinen Körper und seine Botschaften immer verlassen kann, und daß sie mir weiterhelfen.«

Im therapeutischen Angebot sollte es nun also darum gehen, den Patienten in seiner Beziehung zu seiner Symptomatik zu verstehen, sich in seine Lage zu versetzen und ihm ein Behandlungsangebot zu machen, das genau seinen Fähigkeiten und seinen Wünschen entspricht.

Dies kann formal unterschiedlich aussehen. Im folgenden werden Behandlungsangebote im Setting einer Gruppentherapie wie auch einer Einzeltherapie dargestellt.

Das Angebot in einer Gruppenpsychotherapie

Erster Schritt:
In einer Klinik kann die erste Begegnung zwischen Psychotherapeut und psychosomatischem Patienten in einem Rahmen stattfinden, der genügend respektvolle Distanz gewährleistet. Zu Beginn des Klinikaufenthaltes finden Informationsgespräche für alle Patienten statt, eine Unterscheidung oder Diskriminierung von »wirklich organisch Kranken« und psychosomatischen Patienten gibt es nicht. Diese Informationsgespräche können wie ein Vortrag gestaltet sein, eventuell sogar in Form eines Frontalunterrichts. Dieses Abrücken von üblichen psychotherapeutischen Gruppensettings hat seine Begründung darin, den Patienten auf der Beziehungsebene zu signalisieren, daß ihre Wünsche nach Distanz verstanden und auch respektiert werden.
Inhaltlich kann der Psychotherapeut auf sachlicher Ebene den Begriff Psychosomatik erklären, nachweisbare Zusammenhänge zwischen verschiedenen Streßsituationen und körperlichen Reaktionsweisen beschreiben, die Möglichkeit vorschlagen, das Körpersymptom als Signal für eine Befindlichkeit anzusehen, die Aufmerksamkeit auf die Unterscheidung zwischen bewußten und unbewußten Vorgängen lenken – oder was ihm sonst noch als Vorab-Information wichtig erscheint.
Wesentlich an dieser ersten Begegnung ist:

1. Die Information des Therapeuten ist dahin gehend angelegt, daß die üblichen Pathologisierungen (»Ich habe was an den Nerven«) umdefiniert werden in Fähigkeiten des Organismus (»Mein Körper signalisiert mir in klarer und intelligenter Art und Weise, wenn etwas in mir ins Ungleichgewicht geraten ist«).
2. Sich mit diesen Fähigkeiten zu beschäftigen kann eine Chance bedeuten, seine unbewußten Kräfte konstruktiv zu nutzen, statt sie zu bekämpfen.
3. Der Psychotherapeut lädt zu einer weiterführenden Gruppentherapie ein, die für all diejenigen interessant sein könnte, die neugierig geworden sind auf diese oft verkannte und bekämpfte »Intelligenz« ihres eigenen Körpers.

Zweiter Schritt:
Die Erwartungen der psychosomatischen Patienten an eine Gruppentherapie decken sich in der Regel mit den Erwartungen an den Arzt. Sie wünschen sich eine klare Struktur, Ratschläge (»Wie kriegt man nun die Schmerzen weg?«) und Entspannungsübungen, die zu Beginn meist als Kampf gegen die Symptome angesehen werden.
Wenn der Therapeut nun seine eigenen Erwartungen, psychosomatische Zusammenhänge spürbar werden zu lassen, in diesem frühen Stadium der Begegnung anzustreben versucht, ist dies nach meinen Erfahrungen eine der sichersten Möglichkeiten, die Gruppe zum Platzen zu bringen.
Eine Chance der Begegnung besteht dagegen darin, Entspannungs-, Lockerungs- und Atemübungen anzubieten (d. h. das, was der Patient will) und danach darüber zu sprechen, ob dem bewußten Wunsch des Patienten nach Entspannung das Unbewußte zustimmt oder nicht. Ein Zustimmen würde sich äußern durch gelockerte Muskeln, tieferen und ruhigeren Atem, das Gefühl der Schwere oder Wärme usw. Ein Nichtzustimmen des Unbewußten würde sich äußern durch innere Unruhe, Kopfschmerzen, Muskelzucken, unangenehmes Kribbeln in der Magengegend.
Diese Reaktionen des Körpers werden registriert und beschrieben, jedoch nicht bewertet oder interpretiert. Anstelle von Angeboten des Therapeuten, den emotionalen Hintergrund dieser Körperreaktionen zu suchen, werden möglichst sachliche Informationen darüber gegeben (Wie entstehen Kopfschmerzen physiologisch? Welche Bedeutung hat das autonome Nervensystem bei Entspannung oder Anspannung, usw.?).

Dritter Schritt:
Der Therapeut bleibt nun so lang wie erforderlich am Standort der Patienten stehen. Er geht erst weiter, wenn die Patienten es wollen. Er läßt sich also von der Gruppe zu mehr Nähe zu ihren Gefühlen einladen, nicht umgekehrt.
Je mehr die Atmosphäre in der Gruppe nun lockerer und sicherer wird, desto mehr wird es auch möglich sein, statt der üblichen zielorientierten Entspannungsübungen prozeßorientierte Wahrnehmungsübungen anzubieten. Diese Übungen lassen allmählich

wiederkehrende, spürbare Erfahrungen zurück (Ring um die Brust, Kloßgefühl im Hals, Atemstocken, unangenehmes Kribbeln in nur einer Körperhälfte, Herzrasen, etc.) und durch das anschließende Reden darüber erahnbare Zusammenhänge zu dem momentanen Lebensgefühl. Um eine einseitige Pathologisierung der Symptome zu vermeiden, können ebenso Visualisierungsübungen angeboten werden, die eher auf angenehme Vorstellungen abheben und auch angenehme Körperempfindungen mit sich bringen. Nun ist die Möglichkeit gegeben, daß immer mehr die Idee zugelassen werden kann, daß der Körper als Spiegelbild des Allgemeingefühls angesehen werden kann und er wichtige, vom bewußten Denken oft nicht wahrgenommene Informationen liefert. Falls die Gruppe diese Umdeutung ihrer bisher ungeliebten und bekämpften Körpersymptome in sinnvolle und der Situation angemessene Informationssignale mitvollzieht, kann nun therapeutisch dahingehend gearbeitet werden, den Teilnehmern tiefere Erfahrungen zu ermöglichen. An diesen Punkt angelangt, können Therapeuten je nach eigenen Erfahrungen und Ausbildungen Unterschiedliches anbieten: Focusing-Übungen (Gendlin, 1978), Hakomi-Interventionen (Kurtz, 1985), Visualisierungsübungen des KBT (Leuner, 1985), Vorschläge aus dem KB (Graef, 1983) oder andere körperorientierte Therapiemethoden, die den Zusammenhang zwischen Emotionen, Gedanken, Imaginationen und Körpergefühlen erfahr bar werden lassen.

Das therapeutische Angebot zunächst eines Informationsgesprächs und im Anschluß daran einer Gruppentherapie ist also darauf angelegt, die Distanzwünsche der psychosomatischen Patienten zu respektieren und Schritt für Schritt – je nachdem, wie weit es der Patient mitträgt – zu mehr Nähe zu seinen eigenen Gefühlen zu gelangen. Das Ziel, der Symptomatik gegenüber eine wertschätzende und empathische Beziehung einzunehmen, deckt sich mit der Zielvorstellung klientenzentrierten Vorgehens, mit sich selbst empathisch und wertschätzend umzugehen.

Das Angebot im Setting einer Einzeltherapie

Ob ein Patient die Gruppentherapie als angenehm empfindet, weil er sich geschützt fühlt, durch die Anwesenheit anderer Patienten

sich etwas verstecken kann, distanzierter und somit weniger »ausgeliefert« als in den Einzelgesprächen – all dies hängt von der individuellen Bedeutungsgebung des Patienten in der Situation ab. Gruppentherapie kann natürlich auch die Bedeutung haben, sich öffentlich zu seinen Problemen zu bekennen, vor einer Gruppe anderer sprechen zu müssen, allein verarbeiten zu müssen, was in der Gruppe passiert. In diesen Fällen ist es dann sinnvoller, Einzelgespräche anzubieten. Wie jedoch kann der Therapeut durch die schon äußerlich gegebene und auch häufig empfundene Nähe in diesem Setting die Distanzwünsche des Patienten ernst nehmen und darauf auch reagieren?
Zum einen mag es sinnvoll sein, zunächst die mit dem Wort Psychotherapie verknüpften Konnotationen zu überprüfen und eventuell zu revidieren.

> Ein 24jähriger Patient mit Neurodermitis wird zur Psychotherapie geschickt, um eventuelle Zusammenhänge zwischen seiner körperlichen Symptomatik und seinem Allgemeinbefinden abzuklären.
> Der Patient steht diesem Vorschlag ambivalent gegenüber und assoziiert Schwäche und Erniedrigung bei der Idee, sich psychotherapeutisch helfen lassen zu müssen. Eine Gruppenpsychotherapie kommt für ihn nicht in Frage, da er seine Probleme nicht »öffentlich zur Schau tragen möchte«. Seine Distanzwünsche sind eindeutig und klar, gleichzeitig wünscht er sich aufgrund seines Leidensdrucks »irgendeine Hilfe, egal welche«. Der Begriff »Psychotherapie« ist für ihn verbunden mit Ausgeliefertsein, Schwächen zugeben zu müssen, sich bloßzustellen. Wie kann dieser Zwickmühle nun therapeutisch begegnet werden?
> Im Erstgespräch klärt der Psychotherapeut mit dem Patienten seine Gefühle, die in diesem Setting für ihn bestehen. Er schlägt vor, die Gespräche allein zu dem Zweck zu benutzen, daß er, der Patient, mehr objektive Informationen über seine Symptomatik bekommt, um dann allein und in eigener Verantwortung auch besser damit umgehen zu können. Der Psychotherapeut bietet sich also als Lieferant fachlicher Information an, und zwar auch nur von solcher, die den Patienten interessiert. Für diesen Zweck kann er den Patienten beispielsweise mit leichtverständlicher Fachliteratur versorgen, sich als möglicher Gesprächspartner dafür anbieten, mehr jedoch nicht. Der Patient kann sich nun – geschützt in seinen eigenen vier Wänden – mit dieser Literatur auseinandersetzen und hat darüber hinaus die Gewißheit, einen potentiellen Gesprächspartner dafür zu haben. Er selbst steuert jedoch die Themenauswahl – ob und was er mit

dem Therapeuten besprechen möchte, bleibt ihm selbst überlassen. Dieses Angebot respektiert zum einen die Distanzwünsche des Patienten und überläßt ihm darüber hinaus auch noch die Kontrolle für all das, was geschehen und was nicht geschehen soll.

Die Möglichkeiten, in Einzelgesprächen die Distanzwünsche des Patienten zu respektieren, erfordern Einfühlungsvermögen und Kreativität des Therapeuten. Wenn die Gespräche von wertschätzender Empathie getragen sind, können auch unorthodoxe oder auf den ersten Blick seltsam wirkende Interventionen zum Tragen kommen.

Ein 34jähriger Patient verspürt seit eineinhalb Jahren ein so unangenehmes Kloßgefühl im Hals, daß er seine ganze Lebensfreude verloren habe, depressiv geworden sei und nicht einmal mehr richtig essen könne. Seit diesem Zeitpunkt habe er bereits zwölf Kilogramm abgenommen und wisse nicht mehr, wie es weitergehen solle. Bei der Durchsicht seiner Anamnese zeigt sich, daß der Patient genau zu diesem Zeitpunkt Vater geworden war, eine Heirat mit seiner langjährigen Freundin nun ansteht. Das Offenkundige dieser Zusammenhänge sticht ins Auge, der Patient jedoch will von dieser Interpretation nichts wissen. Er selbst geht von der Annahme aus, daß das Kloßgefühl an dem Abend entstanden sei, als er eine zu scharf gewürzte Pizza gegessen und diese einfach nicht vertragen habe. Seitdem sei das unangenehme Kloßgefühl im Hals, auch wenn ihm das niemand glaube.
Dieser Fall verleitet natürlich zu missionarischer Überzeugungsarbeit, die Idee mit der Pizza erscheint allen bisher mit der Symptomatik beschäftigten Fachleuten auch zu abstrus. Versetzt man sich jedoch in die Lage des Patienten, so ist bald nachvollziehbar, daß er es mit seinem Selbstbild nicht in Vereinbarung bringen kann, ein verantwortungsloser Vater zu sein, der an seinen Pflichten so schwer zu schlucken hat. Dieser Interpretation müßte er sich jedoch stellen, würde er den Zusammenhang »richtig« deuten. Wie kann nun empathisch reagiert werden?
Da der Patient schon genügend wohlgemeinte Gespräche hinter sich hatte, wurde in Zusammenarbeit mit dem behandelnden Arzt folgender Weg beschritten: Es wurde ihm empfohlen, bei jedem Essen genau zu notieren, wie sich sein Kloßgefühl im Hals dabei anfühle, eventuell verändere. Darüber solle er genau Protokoll führen, vielleicht könne dann im Laufe der Zeit herausgefunden werden, was er »verträgt« und was nicht. Dieser Vorschlag mag introspektionswilligen Psychotherapeuten eigenartig, vielleicht auch

unecht vorkommen. Wenn die Haltung des Therapeuten darin besteht, ihn durch diesen Vorschlag letztendlich doch »austricksen« zu können, dann wäre das Vorgehen tatsächlich wenig empathisch zu nennen. In unserem Fall jedoch konnten sich der Stationsarzt wie auch die zur Supervision hinzugezogene Psychotherapeutin in die Lage des Patienten hineinversetzen und spüren, daß seine Distanzwünsche zum eigenen inneren Erleben im Moment noch nötig und nachvollziehbar waren. So wurde die etwas seltsame Interpretation bezüglich der Symptomatik übernommen und ihm angeboten, auf die für ihn persönlich mögliche Art und Weise Unterschiede im Erleben der Symptomatik herauszufinden. Dieser erste Schritt machte es dann tatsächlich möglich, daß der Patient mehr auf Schwankungen achtete und auch im Laufe der Zeit das Ausmaß seines Kloßgefühls im Hals als Hinweis für seine momentane Stimmung ansehen konnte. Auf einer anderen Ebene sprach der Stationsarzt immer wieder die Gründlichkeit an, mit der der Patient seine »Hausaufgaben« machte (er protokollierte nach jedem Essen das Ausmaß seines Kloßgefühls). Auf diesem Wege sollte das Thema der großen Verantwortlichkeit, die der Patient besaß, ihm selbst deutlich werden. Dies gelang dann auch in ersten Ansätzen, der Patient sprach mit dem Arzt gegen Ende des Klinikaufenthaltes über seine familialen Probleme, mit deutlich spürbarer Abwertung seiner eigenen Person. Der Stationsarzt, selbst Vater von drei Kindern, konnte das gelegentliche Gefühl der Überforderung kongruent ausdrücken und dem Patienten damit ein Gefühl des Verstandenwerdens vermitteln.

In diesem Fall waren die Distanzwünsche des Patienten so groß, daß es nicht gelang, ihn zu psychotherapeutischen Gesprächen zu motivieren. Durch den besonders günstigen Umstand einer kollegialen Zusammenarbeit zwischen Arzt und Psychotherapeutin konnte immerhin auf dem Weg der teilnehmenden Beratung und Supervision wertschätzend und empathisch gearbeitet werden.
Vielleicht hätte es in diesem Fall auch andere Möglichkeiten gegeben, dem Patienten zu begegnen und ihm zu vermitteln, daß er verstanden wird. Letztendlich kommt es nicht darauf an, was man tut, sondern aus welchem Selbstverständnis heraus man es tut. In diesem Sinn ist den Distanzierungswünschen des Patienten im Einzelgespräch auf sehr unterschiedliche Art und Weise zu begegnen. Hier finden sich auch in anderen Therapieschulen sinnvolle Vorschläge, wie dies geschehen kann.

6. Typische Problembereiche und Möglichkeiten des therapeutischen Umgangs

> Es genügt nicht, zur Sache zu reden, man muß zu den Menschen reden.
>
> *S. J. Lec*

Wenn ein psychosomatischer Patient zum Psychotherapeuten kommt, geht dies, wie wir sahen, nicht immer ohne Schwierigkeiten ab.

Die häufigsten Klippen und Fallen, die uns Psychotherapeuten schon mal irritiert verstummen lassen, sollen Inhalt dieses Kapitels sein.

Folgende Aussprüche sind dem mit psychosomatischen Patienten arbeitenden Psychotherapeuten sicherlich wohlvertraut:

- »Was wollen Sie eigentlich von mir, ich habe keine Probleme, mir fehlt nur körperlich etwas.«
- »Über Gefühle reden? Sagen Sie mir lieber endlich, was mit mir los ist.«
- »Meine Schmerzen kommen wie vom Himmel geflogen, da kann man gar nichts machen.«
- »Mit einem fremden Menschen wie Ihnen rede ich doch nicht über meine Probleme.«
- »In meiner Familie ist alles bestens.«
- »Mein Hausarzt versteht da ja wohl mehr davon als Sie.«

Sehen wir uns diese beispielhaften Themenbereiche etwas genauer an:

»Was wollen Sie eigentlich von mir, ich habe keine Probleme, mir fehlt nur körperlich etwas.«

Welche therapeutischen Konsequenzen ergeben sich aus der Tatsache, daß sich psychosomatische Patienten dadurch auszeichnen, daß sie sich als seelisch wenig belastet darstellen?

Psychotherapie als Angebot, mit Belastungen besser fertig zu werden, ist natürlich unter der Prämisse, jemand habe keine Belastungen bzw. zeigt diese nicht öffentlich, unsinnig.
Wenn sich jemand als wenig belastet zeigt, jedoch als Reaktion irgendwelcher Konflikte körperliche Beschwerden entwickelt, so wäre Psychotherapie durchaus sinnvoll. Wie soll man aber jemandem eine Suppe anbieten, der sagt, er habe keinen Hunger, dessen Magen man aber knurren hört?
Eine Möglichkeit besteht meiner Meinung nach beispielsweise darin, die Bedeutungsgebung von Psychotherapie zu verändern. Solange Psychotherapie als etwas angesehen wird, das nur von den besonders Bedürftigen gewählt wird, so lange wird sich jeder dagegen entscheiden, der als normal und »funktionstüchtig« gelten möchte. Die immer wieder von vielen Psychotherapeuten gutgemeinte Äußerung, es wäre doch nicht schlimm, Probleme zu haben, übersieht die Tatsache, daß der »Camel-Filter«- oder »Marlboro-Typ« in der Regel immer noch höher bewertet als jemand, der zugibt, mit dem Leben Schwierigkeiten zu haben. Obgleich in dieser Richtung allmähliche Umdenkungsprozesse zu bemerken sind, ist im Moment ein Mensch, der Probleme mit seinem Selbstbild hat, in Bodybuilding-Studios immer noch häufiger anzutreffen als im Gespräch mit einem Psychotherapeuten.
Wenn Psychotherapie weniger bedeuten würde, an Defiziten zu arbeiten, als bereits vorhandene Fähigkeiten weiter auszubauen (vgl. auch Shazer, 1989), so würde sie vielleicht denjenigen eine Brücke bauen, die nicht gleich »in die Abgründe ihrer Seele hinuntersteigen wollen«. Einen Psychotherapeuten aufzusuchen, würde dann weniger als Zeichen eigener Unfähigkeit gelten, als die Bedeutung bekommen, mehr Lebensqualität zu erreichen.
In unserem Beispiel gewinnt die erwähnte Suppe einen unterschiedlichen Stellenwert, je nachdem, ob sie dem Feinschmecker als besondere Delikatesse angeboten wird, oder ob sie als nötiges Lebensmittel gilt.

»Über Gefühle reden? Sagen Sie mir lieber endlich, was mit mir los ist.«

Ein klientenzentriertes therapeutisches Kontaktangebot verlangt ein Sicheinstimmen auf die spezifische Bedürfnislage des individuellen Patienten. Wenn ich mich nun als klientenzentrierter Psychotherapeut weniger auf die Theorie als auf den Patienten einzuschwingen versuche, so bedeutet das in diesem Zusammenhang unter Umständen ein psychotherapeutisches Kontaktangebot zu machen, das weder auf Gefühle noch auf Selbstexploration fokussiert. Wenn der Psychotherapeut seine Konkurrenzgefühle zum somatisch orientierten Arzt für einen Moment zur Seite zu legen bereit ist, könnte er beispielsweise von diesem lernen, wie Krankheitsprozesse auf körperlicher Ebene ablaufen. Dieses Wissen kann dann sinnvoll eingesetzt werden, wenn der psychosomatische Patient zwar einen psychotherapeutischen Kontakt einzugehen bereit ist, jedoch dort zunächst lieber von dem als distanziert erlebten Körper spricht.

Eine andere Zugangsweise, die den Wunsch des Patienten nach einer eher kognitiven Auseinandersetzung respektiert, besteht darin, die Bedeutung der subjektiven Krankheitstheorie des Patienten zu thematisieren (vgl. auch Becker, 1984).

Dieses Vorgehen soll an einem Beispiel erläutert werden:

> Ein 54jähriger Patient mit herzphobischer Symptomatik kommt zu psychotherapeutischen Gesprächen, weil er mit seiner Todesangst alleine nicht mehr fertig wird. Im Erstkontakt wird deutlich, daß der Patient großes Interesse daran hat, darüber zu sprechen, was mit seinem Herzen los ist, jedoch nicht über seine Ängste. Diesem Wunsch wird auch nachgekommen, und ein Zugang über das Symptom gesucht. In diesem Zusammenhang fragt der Psychotherapeut den Patienten danach, wie er sich ganz konkret sein Herz im gesunden und im kranken Zustand vorstellt. Der Patient antwortet ganz spontan, schildert sein Herz im kranken Zustand als etwas größer als sonst, hart und unnachgiebig und »irgendwie unterversorgt, so, als ob das Blut nicht richtig durchfließen könnte«. Im gesunden Zustand sei alles viel weicher, wärmer und »irgendwie elastisch«. Auf die Frage, wie er denke, daß die Krankheit entsteht, zeigt sich, daß er eine ganz genaue subjektive Vorstellung davon hat. In Streßsituationen würde er zu wenig atmen, diese Sauerstoffunterversorgung würde sich auf das Herz auswirken, das Herz verhärtet sich dann, und »wenn der Sauerstoff weiter wegbleibt, sterbe ich dann«.

Dieser therapeutische Einstieg über die subjektive Krankheitstheorie ermöglicht ein allmähliches Einbeziehen auch emotionaler Faktoren (In welchen Situationen glaubt der Patient, zu wenig zu atmen? Wie fühlt er sich dabei, usw.?).

Das vorsichtige Herantasten signalisiert dem Patienten auf verbaler wie auch auf der Handlungsebene, daß sein Wunsch nach einer kognitiven Vorgehensweise respektiert wird.
Eine gefühlsmäßige und selbstexplorative Auseinandersetzung mit der Krankheit anzustreben ist psychosomatischen Patienten häufig nicht erwünscht. Psychotherapeuten, die in teilweise trickreichen Methoden zur Aufdeckung von Gefühlen geschult sind, fällt es vielleicht schwer, auf ihre gewohnten Interventionen mitunter zu verzichten.
Ein klientenzentriertes Vorgehen verlangt jedoch einen bescheideneren Zugang – wenig spektakulär und in seiner Bedeutsamkeit mitunter unbedeutend wirkend.

»Meine Schmerzen kommen wie vom Himmel geflogen,
da kann man gar nichts machen.«

Was bedeutet es für den Therapieverlauf, wenn ein Patient den Eindruck hat, seine Symptomatik hätte mit ihm als Person nichts zu tun?
In diesem Zusammenhang ist es dann auch oft so, daß er die Verantwortung dafür, eine Psychotherapie zu beginnen, nach außen delegiert (»Der Arzt hat mich hierhergeschickt, ich selbst hatte gar keine Lust«) oder sich durch die Symptomatik gezwungen fühlt (»Ich mußte wegen meiner starken Rückenschmerzen herkommen. Welche Behandlung gemacht werden soll, muß der Arzt entscheiden«).
Fühlt sich ein Patient nicht durch die eigene Entscheidung und freiwilligen Entschluß zu Behandlungen motiviert, so sollte therapeutisch genau abgeklärt werden, wie die Fremdbestimmung bezüglich der Symptomatik und infolge dessen auch bezüglich Psychotherapie zustande kam und was sie im Moment für den Patienten bedeutet.
Die Notwendigkeit einer genauen Abklärung des Überweisungsvorganges wurde schon an anderer Stelle (s. Kap. 5) dargestellt. Neben diesen äußeren Faktoren (Behandlungsvorschlag, fremdinitiiert durch den Hausarzt, den Vertrauensarzt, die Krankenkasse, den Arbeitgeber usw.) können noch mehr intraindividuell zu verstehende Mechanismen zu dem Gefühl, fremdinitiiert die Behandlung aufnehmen zu müssen, führen.

Ein 37jähriger Patient mit rezidivierenden Magengeschwüren kommt nach langen Überredungen von seiten des Hausarztes zum stationären Heilverfahren. Er ist willig und bemüht, niemandem viel Arbeit zu machen, überläßt die Behandlungsvorschläge dem Stationsarzt und äußert selbst, keine Idee dazu zu haben (»Ich weiß nicht, was mir helfen könnte«). Außer Konsultationen bei seinem Hausarzt und dessen zweimalige Überweisung zu einem Internisten hatte er selbst noch nichts unternommen.
Da der Patient alle Behandlungsvorschläge des Stationsarztes willig ausführt, jedoch ohne selbst Verantwortung dafür zu übernehmen, erscheint er auch zu psychotherapeutischen Gesprächen. Dort zeigt sich eine auffällige Diskrepanz zwischen dem introspektionsfähig erscheinenden und differenzierten Patienten und seiner Weigerung, irgend etwas bezüglich seiner Symptomatik selbst zu unternehmen. In diesem ersten Abklärungsgespräch mit dem Psychologen wurde versucht, seine innere Haltung, sich den Vorschlägen anderer zu überlassen und nichts selbst zu initiieren, genauer zu verstehen.
In diesem Zusammenhang zeigte sich, daß die Ehefrau des Patienten seit Jahren »mit einer depressiven Symptomatik zu kämpfen habe« und deshalb auch in nervenärztlicher Behandlung sei. Bei diesem Thema wird deutlich, wie der sonst um Freundlichkeit und Normalität bemühte Patient ins Stocken gerät und sich verschließt.

Was hat dieses Beispiel mit eigen- bzw. fremdinitiierten Behandlungswünschen zu tun? Ein eigeninitiierter Behandlungswunsch in unserem Beispiel würde bedeuten, daß der Patient seine Symptomatik ernst nimmt und sie als einen Teil von sich selbst annimmt. Welche Auswirkungen hätte dies jedoch auf seinen familiären Kontext? Würde er die Verantwortungen für die Behandlungen seiner Magengeschwüre selbst übernehmen (»Mir geht es schlecht, und ich möchte etwas für mich tun«), dann würde dies gleichzeitig Loyalitätskonflikte mit der Ehefrau und ihrer Krankheit bedeuten (»Wenn ich meine Magengeschwüre ernst nehme, würde ich vielleicht auch bemerken müssen, daß sie im Zusammenhang mit den depressiven Phasen meiner Ehefrau stehen«). Solange der Patient von der impliziten Prämisse ausgeht, seine Ehefrau wäre zu schwach, um sich mit eventuell gegenseitig bedingten Konflikten auseinanderzusetzen, so lange muß er auch seine eigenen Beschwerden negieren und demzufolge auch keine Behandlungen selbst initiieren können.
Dieses obenerwähnte Beispiel soll veranschaulichen, daß therapeutische Konsequenzen bei fremdmotivierten Patienten keinen

Therapieabbruch zur Folge haben müssen, sondern die zugrunde liegende Haltung des Patienten im Zusammenhang mit den relevanten Kontextbedingungen empathisch verstanden werden sollte.

1. Was hindert den Patienten, sich des eigenen Einflusses auf die Symptomatik bewußt zu werden? Welche Rolle spielt allgemein in seinem Leben das Thema des Sichausgeliefertfühlens, das Gefühl, eher fremdbestimmt zu sein, als sein Schicksal selbst in die Hand nehmen zu können?
2. Welche, vielleicht unrealistischen Ansprüche hat der Patient an sich selbst und sein Idealbild? Könnte es sein, daß er – unbewußt oder bewußt – deshalb so viel von sich selbst fordert, damit er endlich die Anerkennung und Wertschätzung von anderen Personen bekommt, die er sich eigentlich wünscht? Könnte er diese Wertschätzung überhaupt annehmen, oder geht er implizit davon aus, daß seine Leistungen eigentlich nie genug sind?
3. Welche Rolle spielt die Passivität im Leben des Patienten? Hat er die Erfahrung gemacht, daß beispielsweise Wut zu äußern für Beziehungen eine Gefährdung darstellt und er sich deshalb lieber still und abwartend verhält?
4. Welche Angst oder Befürchtung könnte den Patienten dazu veranlassen, sich bei auftretenden Problemen eher weniger oder gar keine Gedanken zu machen? Wie kann diese »Vogel-Strauß-Politik« als für den Patienten sinnvoll und bezüglich seines individuellen Weltbildes nachvollziehbar sein?

Diese Fragen zeigen therapeutische Ansatzpunkte und gehen von der Überlegung aus, daß die spezifische Beziehung des Patienten zu seiner Symptomatik nur ein Spiegelbild davon ist, wie er auch in anderen Beziehungen mit sich selbst und mit anderen umgeht. Wird das zugrunde liegende Beziehungsmuster eines Patienten verstanden und bearbeitet, dann kann sich auch seine Beziehung zu seiner Symptomatik verändern, ohne daß davon explizit gesprochen werden muß.

»Mit einem fremden Menschen wie Ihnen rede ich doch nicht über meine Probleme.«

Die Frage lautet hier, wie dem Patienten eine für ihn angemessene Nähe-Distanz-Regulierung ermöglicht werden kann.
Welche Möglichkeiten gibt es, dem psychosomatischen Patienten zu signalisieren, daß man seine Wünsche nach genügend Distanz versteht und respektiert?
Hier gibt es sicherlich eine Reihe von Möglichkeiten, wie der Therapeut seiner Haltung, die Grenzziehung seines Gegenübers wertzuschätzen, Ausdruck verleihen kann. So kann er beispielsweise den zeitlichen Rahmen der Gespräche ganz dem Klienten überlassen (»Ich habe jetzt eine Stunde für Sie Zeit, wir werden das Gespräch aber dann beenden, wenn Sie es wünschen«), er kann die Frage nach weiteren psychotherapeutischen Kontakten dem Patienten überlassen (»Wie viele Gespräche, denken Sie, wollen Sie mit mir hier führen?«), er kann mit dem Patienten auch insbesondere darüber sprechen, wie ein sinnvolles Maß an Abstand trotz der Intimität der Gespräche eingehalten werden könnte (»Vielleicht können wir beide darauf achten, daß wir, vor allem während der ersten Stunden, nur über sehr allgemeine Zusammenhänge zwischen Krankheitsverläufen, Streßfaktoren usw. sprechen«).
Die Botschaft, nach diesen Anfangsstunden mehr die inneren Prozesse des Patienten zu betrachten, ist zwar implizit in der Botschaft enthalten, führt aber nur dann zu mehr Nähe, wenn der Patient es auch wünscht.
Ein für den Patienten angemessenes Spannungsfeld zwischen Nähe und Distanz zu erspüren und auf der Handlungsebene auch einzuhalten, gleicht einer therapeutischen Gratwanderung – vielleicht treffen aber Therapeut und Patient nach diesem behutsam und vorsichtig zu gehenden Pfad auf einen breiteren und bequemeren Weg, den sie dann gemeinsam nebeneinander beschreiten können.

»In meiner Familie ist alles bestens.«

Psychosomatische Patienten, die sich als seelisch wenig belastet zeigen, tendieren auch dazu, ihre Kindheitserfahrungen als eher

harmonisch und störungsfrei zu beschreiben (vgl. auch eigene Untersuchung, Reisch, 1992).
Therapeutisch bedeutet dies, daß diese Tendenz zur Idealisierung dem Patienten zunächst auch gelassen wird, um nicht die Vertrauensbasis von vornherein zu stören. Allein eine gründliche Anamnese kann für den weiteren therapeutischen Prozeß Schwierigkeiten bedeuten bzw. ihn unmöglich machen.
Ein Beispiel soll dies verdeutlichen:

> Eine 34jährige Patientin mit einer Morbus-Crohn-Symptomatik wird vom Stationsarzt in einer psychosomatischen Klinik im Aufnahmegespräch sehr ausführlich über ihre Familienverhältnisse befragt. Er möchte eine ausführliche Anamnese erheben, da er weiß, daß die Symptomatik der Patientin im psychosomatischen Bereich anzusiedeln ist und aus diesem Grund im Bericht der psychologischen Anamnese ein großer Stellenwert zukommen soll. Bei Fragen bezüglich der Ursprungsfamilie erfährt er, daß die Mutter der Patientin »immer sehr aufopferungsbereit und lieb« gewesen sei, der Vater eher die Rolle des schwarzen Schafes in der Familie innehatte. Genaues Nachfragen von seiten des Stationsarztes erfüllt die Funktion, einen möglichst ordentlichen Bericht anzuliefern. Die Patientin ihrerseits interpretiert dies als Hinterfragen der Glaubwürdigkeit ihrer Angaben und spürt auch das nonverbal ausgedrückte Mißtrauen des Stationsarztes bezüglich der klaren und scheinbar eindeutigen Idealisierung ihrer Mutter auf der einen Seite und der Abwertung des Vaters auf der anderen Seite. Auf die Frage des Stationsarztes am Ende der Untersuchung, ob sie bezüglich ihrer Symptomatik auch psychotherapeutische Einzelgespräche wünscht, verneint dies die Patientin mit der Begründung, ihre Beschwerden hätten »mit ihrem Elternhaus und all diesen Sachen nichts zu tun«.

Was bedeutet es, wenn psychosomatische Patienten Erfahrungen in ihrer Ursprungsfamilie gemacht haben, die einen verständlichen und nachvollziehbaren Schutzmechanismus (»Lieber nicht über die Eltern sprechen, sonst könnte die Fassade der Idealisierung bröckeln, lieber nicht über die Krankheit sprechen, sonst könnten beim Gegenüber Gefühle der Mißachtung ausgelöst werden«) zur Folge haben?
Wie kann der Angst vor Verletzungen vorgebeugt werden?
Als therapeutische Konsequenz drängt sich vor allem der Gedanke auf, ausführliche psychologische Anamnese bei psychosomatischen Patienten, vor allem bei denjenigen, deren Schutzbedürfnis

beispielsweise durch alexithymes Verhalten deutlich wird, lieber zu unterlassen. Der Respekt vor diesen individuellen Schutzmechanismen der Patienten sollte höher eingeschätzt werden als das Bestreben nach Gründlichkeit und Vollständigkeit. Dieses Vorgehen deckt sich mit den Kriterien klientenzentrierter Psychotherapie, am aktuellen Erleben des Patienten anzusetzen und nicht an dessen Erfahrungen der Vergangenheit.
Psychotherapeutische Gespräche können jedoch auch als Bedrohung für das aktuelle familiäre Gleichgewicht empfunden werden. Möglicherweise findet Psychotherapie nicht statt bzw. wird abgebrochen, wenn die Homöostase ins Wanken gerät.

> Eine 38jährige Migräne-Patientin erzählt im ärztlichen Aufnahmegespräch, die Beschwerden würden meist am Wochenende auftreten, was sie ganz besonders belastet. Ihr zwöllfjähriger Sohn und ihr Ehemann müßten dann sehr leise in der Wohnung sein, da sie während der Migräneattacken extrem geräuschempfindlich sei. Dann komme es immer dazu, daß die beiden etwas allein unternehmen, um sie zu schonen und nicht durch Geräusche in der Wohnung weiter zu belasten. Sie liege dann meist den ganzen Samstag hindurch im Bett, manchmal auch noch am Sonntag. Ihr Ehemann und ihr Sohn kümmerten sich dann rührend um sie, brächten von den Wanderungen kleine Geschenke mit (Blumen, seltene Steine usw.), manchmal sogar Kuchen aus der Konditorei. Sonntag abend ginge es ihr dann meist wieder besser, und dann könne sie sich sogar über die Fürsorge ihrer beiden Männer richtig freuen, »aber natürlich immer mit schlechtem Gewissen dazu«.

Dieses Beispiel zeigt in anschaulicher Weise, wie die Krankheit das familiäre System insofern stützt, als es Koalitionen schafft (der Vater kümmerte sich während der ersten Jahre wenig um seinen Sohn, ging an den Wochenenden eher seinen eigenen Interessen nach), der Patientin annehmbare Liebesbeweise garantiert (»Erst wenn es einem schlechtgeht, merkt man wirklich, wer zu einem steht«) und als indirektes, nichtsdestoweniger gut funktionierendes Nähe-Distanz-Regulativ wirkt (»Von familiären Problemen können die Kopfschmerzen nicht kommen, zum Streiten haben wir ja gar keine Zeit«).
Je nachdem, ob von einem defizit- oder von einem fähigkeitsorientierten therapeutischen Weltbild ausgegangen wird, zeigen sich auch unterschiedliche therapeutische Konsequenzen:

Ein defizitorientierter Therapeut mag die Patientin beispielsweise dazu auffordern, von ihrer Familie zu sprechen und zu lernen, Probleme klar auf den Tisch zu bringen. Ein fähigkeitsorientierter Therapeut wird demgegenüber versuchen, sich in die Lage seines Gegenübers einzufühlen, eine mögliche Loyalität der Patientin ihrer Familie gegenüber nicht in Frage zu stellen, sondern sie in ihrer positiven Bedeutung wertzuschätzen und die Bedeutung der Symptomatik für die Aufrechterhaltung der familiären Homöostase anzuerkennen.

»Mein Hausarzt versteht da ja wohl mehr davon als Sie.«

Das Setting »Psychotherapie« unterscheidet sich – wie wir bereits gesehen haben – ganz entscheidend vom Setting »Arztpraxis«.
Welche Erfahrungen machte der Patient bisher, wie reagiert der Arzt auf seine Symptomatik?
Ist beispielsweise der Herzphobiker gewohnt, daß je nach Dramatik seines Klagens darauf reagiert wird? Wenn dies der Fall ist, so wird er sich vielleicht vom Psychotherapeuten gar nicht verstanden fühlen, wenn dieser nicht gleich auf der Handlungsebene reagiert, sondern ihm »nur zuhört«. Diesbezügliche Irritationen auf seiten des psychosomatischen Patienten sind verständlich und sollten beachtet werden.

Eine 41jährige Patientin mit immer wiederkehrenden Migräneattacken ist seit zwölf Jahren in ärztlicher Behandlung und versucht nun, ihre Symptomatik mit Psychotherapie »in den Griff zu bekommen«. Im Erstgespräch erzählt sie sehr ausführlich von ihren Beschwerden und von den vielfältigen Behandlungsansätzen, die bereits im somatischen Bereich versucht wurden. Ihr Umgangsstil erinnert dabei an Leistungssportler bei der Olympiade: Auch hier besteht die Hoffnung, daß derjenige am schnellsten zum Ziel kommt, der sich am meisten abmüht, sich den härtesten Trainingsbedingungen unterworfen hat und eventuell auch noch »gedopt« ist.

Stößt diese Patientin auf einen Psychotherapeuten, der ruhig und lässig in seinem bequemen Sessel sitzt und sein Geld damit verdient, daß er im Gespräch mit ihr langsam und bedächtig vorgeht und vielleicht sogar noch darauf achtet, daß es ihm selbst dabei gutgeht, so wird sie dies in ihrem Weltbild vermutlich zunächst nicht verstehen können. Es kann natürlich auch nicht die Alternative sein, daß sich der Therapeut selbst als Zehnkämpfer vor ihr ins rechte Licht zu rücken versucht, mit den unterschiedlichen, in ihrer Wirksamkeit bewiesenen psychologischen Interventionsformen »vorturnt« und somit der Patientin in ihrem Leistungsanspruch nachzurennen versucht.

Die Chance besteht jedoch darin, die Beziehung der Patientin zu ihrer Symptomatik zu reflektieren und vielleicht auch dahin gehend zu hinterfragen, ob die Kopfschmerzen eventuell um so stärker auftreten, je mehr sie dagegen anzukämpfen versucht.

Ganz allgemein kann festgehalten werden, daß die Erfahrungen des Patienten bezüglich seiner Beziehung zum behandelnden Arzt für die Psychotherapie insofern bedeutsam sind, als sie Vorannahmen implizierten, die auf die Psychotherapie Einfluß haben. In diesem Zusammenhang ist dann beispielsweise auch die Frage relevant, wann der Patient sich vom behandelnden Arzt angenommen gefühlt hat. Denkt er, je mehr er klagt, desto eher wird er angenommen, oder vermutet er umgekehrt, daß er den meist überlasteten Arzt eher schonen müsse, daher gewohnt ist, sich mit der Schilderung seiner Beschwerden kurz zu fassen und dies für angemessen hält? Eine alexithyme Beziehungsgestaltung im Erstkontakt mit dem Psychotherapeuten könnte dann auf diesem Hintergrund verstanden werden als sinnvolle und dem Kontext angepaßte Verhaltensweise und vom Psychotherapeuten auch als solche wertgeschätzt werden (»Ich merke, daß Sie versuchen, sich möglichst kurz zu fassen, so als ob Sie befürchten, es käme gleich der nächste Patient. Ist es so, daß es für Sie im Moment noch ungewohnt ist, wenn ich Ihnen sage, daß wir fast eine Stunde Zeit füreinander haben?«).

Wieder ist es also so, daß Psychotherapie dann zustande kommen kann, wenn alle relevanten Kontextbedingungen sorgfältig bedacht und mit dem Patienten gemeinsam abgeklärt werden.

7. Ein systemisches Meta-Modell und Perspektiven ressourcenorientierter Forschung

> »Wissen ist nicht immer gleichbedeutend mit Verhinderunkönnen, aber immerhin haben wir die Dinge, die wir wissen, wenn auch nicht in der Hand, so doch im Kopf, wo wir sie nach Belieben einordnen können, und das gibt uns dann die Illusion einer gewissen Macht über sie.«
>
> *Marcel Proust*

Die Bedingungen für einen therapeutischen Zugang zum psychosomatischen Patienten zeichnen sich dadurch aus, daß sie je nach Patientengruppe und je nach individuellen Patienten unterschiedlich sind und sein müssen. Die Beziehungsgestaltung zur Symptomatik, die Vorerfahrung und die Bedeutungsgebung von Psychotherapie, der familiäre und berufliche Kontext sowie die Beziehung zum behandelnden Arzt sind im Einzelfall abzuklären und verlangen eine differenzierte therapeutische Vorgehensweise.

Hier soll nun der Versuch eines therapeutischen Modells folgen, das zum einen die Unterschiedlichkeit der Patienten berücksichtigt, und zum anderen trotzdem übersichtlich genug ist, um die wesentlichen Kriterien therapeutischer Überlegungen komprimiert wiederzugeben. Diese Überlegungen betreffen erstens die Situation der Therapieaufnahme, zweitens mögliche Auswirkungen bei Therapieerfolg und drittens mögliche Auswirkungen bei Therapiemißerfolg. Bei Überlegungen der hier anschließenden Stichpunkte hat der Psychotherapeut die Möglichkeit, zum einen zu verstehen, warum sich ein Patient wohl für bzw. gegen Psychotherapie entscheidet, und zum anderen kann er gemäß den inhaltlichen Bereichen a: Selbstkonzept, b: familiärer Kontext und c: beruflicher Kontext mögliche Ängste und Befürchtungen der alexithymen, der ambivalenten und unter Umständen auch der psychotherapeutisch ansprechbaren Patienten genauer spezifizieren.

Darstellung des therapeutischen Meta-Modells

Die Logik des Aufbaus dieses Meta-Modells besteht aus den folgenden Bausteinen:

1. Welche möglichen Auswirkungen vermutet der Patient bei Therapiebeginn, bei Therapieerfolg und bei Therapiemißerfolg?
2. Diese sollen bezogen werden auf das Selbstkonzept des Patienten, auf seinen familiären und auf seinen beruflichen Hintergrund.
3. Des weiteren geht es um die vom Patienten subjektiv empfundene positive bzw. negative Konnotation bezüglich einer eventuellen Stabilisierung oder Veränderung seines Selbstkonzeptes bzw. seiner Rolle innerhalb seiner Familie oder seines Berufs.

1. Mögliche Auswirkungen bei Therapieaufnahme

a) Bezogen auf das Selbstkonzept des Patienten:

positiv: Das Selbstkonzept wird stabilisiert (»Ich bin jemand, der gut Hilfe annehmen kann«)

positiv: Das Selbstkonzept wird verändert (»Ich habe mir gar nicht zugetraut, daß ich das schaffe«)

negativ: Das Selbstkonzept wird stabilisiert (»Ich bin ein Versager«)

negativ: Das Selbstkonzept wird verändert (»Ich verliere meine Selbstachtung«)

b) Bezogen auf den familiären Kontext des Patienten:

positiv: Die Rolle im familiären Kontext wird stabilisiert (»Papa tut etwas für sich«)

positiv: Die Rolle im familiären Kontext wird verändert (»Es ist etwas ganz Neues, daß Mama etwas für sich tut, davon können wir alle lernen«)

negativ: Die Rolle im familiären Kontext wird stabilisiert (»Meine Frau hat schon immer gesagt, daß ich es mit den Nerven habe«)
negativ: Die Rolle im familiären Kontext wird verändert (der Patient wird vom somatischen Index-Patienten zum psychosomatischen Index-Patienten, Befürchtungen in dieser neuen Rolle)

c) *Bezogen auf den beruflichen Kontext:*
positiv: Die Rolle im beruflichen Kontext wird stabilisiert (»Meine Kollegen schätzen es an mir, daß ich zum Beispiel auch den Mut habe, zur Psychotherapie zu gehen«)
positiv: Die Rolle im beruflichen Kontext wird verändert (»So viel Mut hätte mir wohl keiner zugetraut«)
negativ: Die Rolle im beruflichen Kontext wird stabilisiert (»Die auf der Arbeit haben auch schon immer gesagt, daß ich nicht ganz normal bin«)
negativ: Die Rolle im beruflichen Kontext wird verändert (»Jetzt kann ich nicht mehr so viel krankmachen«)

2. *Mögliche Auswirkungen bei Therapieerfolg*

a) *Bezogen auf das Selbstkonzept des Patienten:*
positiv: Das Selbstkonzept wird stabilisiert (»Ich wußte doch, daß es sich lohnt, an sich zu arbeiten«)
positiv: Das Selbstkonzept wird verändert (»Ich hätte mir gar nicht zugetraut, was alles in mir steckt«)
negativ: Das Selbstkonzept wird stabilisiert (»Wieder mal wußten die anderen mehr als ich selber«)
negativ: Das Selbstkonzept wird verändert (»Zehn Jahre lang habe ich also etwas Falsches angenommen, und jetzt kommt dieser Psychologe und sagt mir, wo es langgeht«)

b) *Bezogen auf den familiären Kontext:*
positiv: Die Rolle in der Familie wird stabilisiert (introspektionsfähige, veränderungsfähige Familie profitiert von positiven Erfahrungen des Patienten)
positiv: Die Rolle in der Familie wird verändert (der Patient wird selbstbewußter, und der Partner reagiert darauf positiv)

negativ: Die Rolle in der Familie wird stabilisiert (»Wieder mal bin ich diejenige, die sich ändern muß und die an allem schuld hat«)

negativ: Die Rolle in der Familie wird verändert (der Patient befürchtet Trennung, Krise und ähnliches, wenn er selbstbewußter wird)

c) *Bezogen auf den beruflichen Kontext:*

positiv: Die Rolle im beruflichen Kontext wird stabilisiert (»Meine Arbeit macht mir Spaß. Ich fühle mich jetzt allgemein gesünder und bin froh, weiterarbeiten zu können«)

positiv: Die Rolle im beruflichen Kontext wird verändert (»Ich lass' mir von den Kollegen nicht mehr so viel zusätzliche Arbeit aufbürden«)

negativ: Die Rolle im beruflichen Kontext wird stabilisiert (»Ich war schon immer die Dumme auf der Arbeit, jetzt zeigt sich einmal wieder, daß ich auch noch verrückt bin«)

negativ: Die Rolle im beruflichen Kontext wird verändert (»Wenn ich selbstbewußter werde und mich wehre, droht die Kündigung«)

3. *Mögliche Auswirkungen bei Therapiemißerfolg*

a) *Bezogen auf das Selbstkonzept des Patienten:*

positiv: Das Selbstkonzept wird stabilisiert (Selbstrespekt bleibt erhalten, alles darf bleiben, wie es war)

positiv: Das Selbstkonzept wird verändert (»Die anderen können mir nicht helfen. Also bin ich doch im Recht, das dachte ich gar nicht«)

negativ: Das Selbstkonzept wird stabilisiert (»Ich bin ein hoffnungsloser Fall, nicht einmal der Psychologe kann mir helfen«)

negativ: Das Selbstkonzept wird verändert (»Ich hätte gar nicht gedacht, daß ich nicht mal reden kann«)

b) *Bezogen auf den familiären Kontext:*

positiv: Die Rolle in der Familie wird stabilisiert (»Ich hab' doch gleich gesagt, daß die anderen schuld haben«)

positiv: Die Rolle in der Familie wird verändert (»Ich bin autonom und lasse mir nicht von jedem etwas sagen, das hätte meine Familie gar nicht von mir gedacht«)

negativ: Die Rolle in der Familie wird stabilisiert (»Meine Frau kann über sich besser reden, das wußte ich schon«)

negativ: Die Rolle in der Familie wird verändert (»Nicht einmal die Hilfe beim Psychologen nutzt ihm etwas, das wäre noch das einzige gewesen, was wir ihm zugetraut hätten«)

c) Bezogen auf den beruflichen Kontext:

positiv: Die Rolle im beruflichen Kontext wird stabilisiert (»Ich bin zu krank, um weiterzuarbeiten«)

positiv: Die Rolle im beruflichen Kontext wird verändert (»Ich hab' mich vom Psychologen nicht beeinflussen lassen, dann kann ich in Zukunft auch den Kollegen gegenüber autonomer auftreten«)

negativ: Die Rolle im beruflichen Kontext wird stabilisiert (»Ich würde gern weiterarbeiten, dieser letzte Strohhalm, daß Psychotherapie hilft, ist jetzt auch zunichte gemacht«)

negativ: Die Rolle im beruflichen Kontext wird verändert (»Daß ich so ein Versager bin, hätte ich nicht gedacht. Wenn die das auf der Arbeit mitkriegen, bin ich da auch noch unten durch«)

Das hier dargestellte Modell nimmt Bezug auf die impliziten Vermutungen, die ein psychosomatischer Patient über mögliche Therapieauswirkungen anstellt. Die positiven bzw. negativen Auswirkungen beziehen sich dabei auf die subjektive Bedeutungsgebung, wie sie der Patient gemäß seinem eigenen Weltbild vermutet.

Die im vorigen Kapitel in ihren therapeutischen Konsequenzen diskutierten Einzelergebnisse sind in diesem Modell weniger inhaltlich, als von ihrem Beziehungsaspekt her abgebildet (z. B.: Welche positive oder negative Auswirkung auf die Stabilisierung bzw. Veränderung des Selbstkonzeptes eines psychosomatischen Patienten hat die Tatsache, daß er eine Psychotherapie beginnt?) Dies kann natürlich auch nach den inhaltlichen Schwerpunkten (Vorerfahrungen in Psychotherapie, Angst vor Verletzung usw.) diskutiert werden.

Ob ein Psychotherapeut die therapeutische Bedeutung der hier dargestellten inhaltlichen Überlegungen (vgl. Kap. 4) in seine Überlegungen mit einbezieht oder das soeben dargestellte Modell als inneren Leitfaden zum besseren Verständnis geglückter oder auch mißglückter Therapieversuche heranzieht, ist nicht weiter von Bedeutung.
Letztendlich geht es nur um die Frage, ob ein Psychotherapeut durch die Einbeziehung kontextueller Bedingungen und beziehungsanalytischer Überlegungen den psychosomatischen Patienten besser verstehen kann, der zunächst seinem eigenen Weltbild nicht entspricht und Widerstand zeigt.

Ausblick und Perspektiven weiterer Forschung im Sinne ressourcenorientierten Vorgehens

Die im Vergleich zum Defizitmodell eher seltener anzutreffende ressourcenorientierte Sichtweise hat Auswirkungen auf die Forschung insofern, als die Suche nach dem Mangel- und Fehlerhaften im Gegenüber weitaus häufiger zu wissenschaftlichen Fragestellungen führte (vgl. z. B. die Alexithymie-Forschung) als die Suche nach bereits vorhandenen und unter Umständen weiter zu utilisierenden Fähigkeiten des Patienten.
Blumenberg (1987) pointiert diesen Sachverhalt, wenn er sagt:
»Es gibt zu viele, die den Sinn ihres Lebens darin gefunden zu haben meinen, andere zu retten, als daß sie davor zurückschreckten, diesen einzureden, sie seien verloren.« (S. 93)
Welche Gründe diese Hinwendung zu allem Fehlerhaften auch immer haben mag, festzuhalten bleibt, daß diese psychotherapeutische Haltung Auswirkungen haben wird, die es zu bedenken gilt.
So mag man sich beispielsweise fragen, welche Bedeutung es haben könnte, wenn ein Psychotherapeut so sehr auf pathologische Prozesse zu achten gelernt hat, daß er damit unter Umständen aus den Augen verliert, wie eine »gesunde Persönlichkeit« eigentlich aussehen könnte. Neurosen wegzutherapieren beinhaltet als Negation noch kein klar definiertes Ziel, das anzustreben sinnvoll wäre.

Man mag sich des weiteren fragen, welches – vielleicht verzerrte – Menschenbild Psychotherapeuten in Gefahr sind anzunehmen, wenn sie in ihrer Ausbildung jahrelang die Blickrichtung auf Psychosen, Neurosen und dysfunktionale Beziehungsmuster zu legen gewohnt sind, ohne gleichzeitig ebenso ausführlich positive Zielvorstellungen zu entwickeln (Was genau gilt als nicht neurotisch? Was bleibt, wenn psychosomatische Symptome verschwinden, usw.?).
Die Nöte des Gegenübers zu erkennen und sich einzufühlen ist unabdingbar für ein empathisches Begleiten von Therapieprozessen, verliert jedoch seine Wirksamkeit dort, wo nicht gleichzeitig im Therapeuten selbst auch ein stimmiges und kongruentes Gefühl darüber vorhanden ist, was es eigentlich bedeutet, gesund zu sein, sich wohl zu fühlen, mit sich selbst im Einklang zu stehen.
Diese so allgemein formulierten positiven Ziele sind viel zu diffus und unklar, um damit arbeiten zu können. Genau hier könnte eine ressourcenorientierte Forschung ansetzen und im Bereich der Psychosomatik die zunächst sehr allgemeine Frage, was eigentlich als gesund gelten kann bzw. welche psychotherapeutischen Zielvariablen es geben könnte, weiter spezifizieren.

1. *Beziehung zur Symptomatik*

Welche Patienten berichten von nur kurz dauernden psychosomatischen Symptomen? Wie läßt es sich erklären, daß diese Symptome »von allein« bzw. ohne offiziell deklarierte Therapie (sei es somatischer oder psychotherapeutischer Art) wieder verschwanden bzw. für die Gesamtpersönlichkeit nicht mehr nötig waren? Welche Möglichkeiten zur Selbstheilung entwickelten die Patienten unter Umständen von allein? War dies eher ein bewußter Akt (»Ich habe mir dann mehr Erholung gegönnt«), oder vollzog sich dieser Prozeß eher unbewußt? Welche Interaktionen zwischen Selbstheilungsprozeß, Nähe/Distanz zur Symptomatik und emotionaler wie kognitiver Beziehung zur Symptomatik gibt es? Ist es für Selbstheilungsprozesse beispielsweise nötig, sich besonders viele Gedanken zu machen, oder ist es vielleicht eher so, daß eine vertrauensvolle Einstellung zu körperlichen Prozessen (»Ich weiß zwar nicht, was das bedeutet, aber irgendeinen Sinn wird es schon haben«) zu Spontanheilungen führt?

2. *Beziehung zur Psychotherapie*

Was genau verstehen Patienten unter »positive Vorerfahrungen in Psychotherapie«? Wodurch fühlten sie sich genau verstanden, und was, denken die Patienten, habe einen Veränderungsprozeß eingeleitet? Gibt es hier Interaktionen zwischen den verschiedenen Patientengruppen (alexithym, ambivalent und psychotherapeutisch ansprechbar), deren Ansprüchen an Psychotherapie und verschiedenen therapeutenabhängigen Umgangsweisen mit ihnen? Könnte es beispielsweise sein, daß es Unterschiede gibt zwischen dem Wunsch, besonders vorsichtig und distanziert behandelt zu werden, und dem Wunsch, klar und eindeutig die Meinung des Therapeuten zu hören? Welcher Umgangsstil gibt welchem Patienten am ehesten das Gefühl, emotional angenommen und respektiert zu werden?

3. *Familienkontext*

Ressourcenorientierte Fragestellungen zur Ursprungsfamilie und zur Lebensgeschichte könnten beispielsweise auf Aspekte der Entwicklung fokussieren, die nach der subjektiven Einschätzung der Patienten eher gut und befriedigend verliefen.
Welche Erlebnisse und Erfahrungen haben wohl dazu geführt, heute nicht noch kränker zu sein? Welche Zeitabschnitte in der persönlichen Geschichte verliefen eher positiv, im Kontakt zu welchen Personen (z. B. Eltern, Großeltern, Geschwister, Lehrer, Nachbarn, Freunde, Verwandte usw.) stellten sich eher wenige bzw. keine psychosomatischen Symptome ein?
Ebenso sind zur aktuellen Familiensituation Fragestellungen denkbar, die auf die symptomfreie Zeit fokussieren und die dadurch implizit schon vorhandenen Lösungen (z. B.: »Immer wenn ich mich genügend abgrenze, verschwindet mein Asthma«) genauer untersuchen.

4. *Beruflicher Kontext*

Entsprechend zum Familienkontext können hier ähnliche Fragestellungen untersucht werden: An welchen Tagen reagiert der

Körper eher mit einem »Ja-Signal«, d. h., wann sind psychosomatische Symptome eher weniger bzw. gar nicht vorhanden? Welche Bedingungen müssen am Arbeitsplatz genau gegeben sein, bzw. welche Bedingungen kann sich der Patient im Rahmen seiner Möglichkeiten selbst geben, daß sein Körper mit einem Wohlgefühl reagiert?
Diese und ähnliche Fragestellungen fokussieren eher auf Heilung statt auf Krankheit, beachten eher Lösungsmöglichkeiten, als daß sie pathologische Prozesse beschreiben.
Systemisch betrachtet ist der Vorschlag zur ressourcenorientierten Forschung zu verstehen als Versuch, im Sinne des Homöostase-Prinzips die bisher vorherrschende pathologieorientierte Vorgehensweise zu relativieren.
In diesem Zusammenhang ist zu hoffen, daß Blumenberg (1987) nicht recht behält, wenn er ebenso treffend wie ironisierend sagt: »Zu bedauern sind all die, die ihre schönen Namengebungen und Theorien für den Genuß erarbeiten – denn wer wünscht eine Erklärung dafür, daß er sich mitunter wohl fühlt?« (S. 91)
Wer sich in Therapie und Forschung erlaubt, den Bereich des Wohlgefühls und des Genusses zu integrieren, der wird vielleicht sogar die Erfahrung machen, daß dieses Vorgehen Spaß macht und trotzdem – oder deshalb? – effektiv ist. Wenn der Therapeut dann sogar noch das in vielen helfenden Berufen anzutreffende Weltbild, nur durch Anstrengung und Mühsal zum Ziel zu gelangen, relativiert, dann gelangt er zu einer Neudefinition der eigenen Person, von der angenommen werden kann, daß nicht nur er selbst, sondern auch seine Klienten davon profitieren werden.

Wenden wir uns zum Schluß dieses Buches noch einmal seinem Anfang zu. Erinnern wir uns an den zunächst schwierig scheinenden Herrn A. in unserem kleinen Anfangsbeispiel, der den um Empathie ringenden und dadurch allmählich erschöpften Psychotherapeuten erkennen ließ, wie schwer es doch sein kann, in diesem Beruf sein Geld zu verdienen. Ein bequemes Zurücklehnen während der Stunde war ebensowenig möglich wie eine wohltuend-entspannende Pause am Ende der Sitzung.
Da der Leser am Ende dieses Buches erwarten darf, klüger zu sein als vorher, sehen wir uns die Anfangssituation noch einmal auf dem Hintergrund der Ausführungen der letzten sieben Kapitel an:

Der Psychotherapeut wartet also auf Herrn A., der schon zweimal telefonisch recht unfreundlich und barsch den Termin verschoben hat und auch heute nicht pünktlich erscheint. Unser Psychotherapeut wundert sich darüber nicht, sondern versteht dieses Vermeidungsverhalten bereits im Vorfeld der Therapie auf dem Hintergrund des Telefonates, das er mit dem überweisenden Internisten geführt hat. Zum einen versteht er, wie schwierig es für Herrn A. sein muß, zu einer Psychotherapie geschickt zu werden. Dies bedeutet für ihn ja das völlige Versagen der bisherigen somatischen Behandlungen, eine Resignationserklärung seines zunächst so kompetent und optimistisch wirkenden Internisten und damit ein völliges Infragestellen seiner jahrelangen, oft verzweifelten Versuche, seine Körpersymptome von medizinischen Fachkräften behandeln zu lassen. Die in seinem Weltbild hochangesehenen Ärzte, die sich doch normalerweise immer so erfolgreich darstellen und für jedes Problem eine Antwort zu haben scheinen, sind bei ihm also gescheitert. Dieses Scheitern jedoch drücken sie ihm gegenüber nicht so aus, daß er erkennen könnte, daß ein Berufsstand an seine Grenzen gestoßen ist, sondern das Scheitern wird seiner eigenen Unfähigkeit oder der »Resistenz« seines Körpers zur Last gelegt. Unser Psychotherapeut kann sich gut vorstellen, daß der so deutlich genervte Internist am Telefon seinen Unmut auch Herrn A selbst gegenüber irgendwie in irgendeiner Weise geäußert haben muß. Des weiteren vergegenwärtigt sich unser Psychotherpeut die Situation, in der sich ein Mensch wohl befindet, der jahrelang Schmerzen hat, dagegen mit Hilfe eines Gesundheits- bzw. Krankheitssystems anzukämpfen gewohnt war und am Ende von diesem System ausgegrenzt wurde und auf die »Psychoschiene« sich abschieben lassen mußte.
Als es dann doch endlich klingelt, öffnet unser Psychotherapeut die Tür und ist gar nicht erstaunt darüber, den so mißmutig dreinblickenden Patienten zu sehen, der ihm schon vor Betreten des Therapieraumes erzählt, daß er freiwillig bestimmt nicht gekommen wäre. Der Psychotherapeut kann zugewandt bleiben, da er sich nicht persönlich angegriffen fühlen muß, und signalisiert dem Patienten in kongruenter Weise, daß er sich schon vorstellen könne, wie schwer oder auch unangenehm der Gang hierher gewesen sein. Dann bittet er den Patienten Platz zu nehmen und

eröffnet von sich aus das Gespräch, in dem er dem Patienten genau schildert, wie der Überweisungsvorgang gelaufen ist. Das Tonbandgerät schaltet er dabei natürlich nicht ein, da ihm klar ist, daß überhaupt noch kein gemeinsames Aushandeln darüber stattfand, ob, und wenn ja, auf welche Weise Psychotherapie überhaupt zustande kommen soll. Da dem Psychotherapeuten vor einer eventuellen Problemanalyse der Symptomatik des Patienten erst einmal wichtig ist, sich in seine momentane Befindlichkeit einzufühlen, spricht er mit ihm zunächst einmal ganz ausführlich darüber, wie unverstanden er sich wohl fühlen muß, einem Psychotherapeuten und keinem Arzt gegenüberzusitzen. Dieses Thema greift Herr A. gerne auf, er kann seinem Unmut, seinem Ärger und seiner Skepsis Psychotherapie gegenüber genügend Luft machen. In diesem Zusammenhang erzählt er auch von seinen bereits sechs Jahre andauernden starken Schmerzen in der Magengegend, von seinen verschiedenen Arztbesuchen, seinen stationären Behandlungen und von seinen seit neuestem periodisch auftretenden Migräneattacken. Da der Psychotherapeut nicht um seine Selbstachtung ringen muß, kann er voll Anteilnahme zuhören und dem Patienten signalisieren, wie schwer es für ihn doch sein muß, sich bereits schon jahrelang abzumühen und immer noch keinen Erfolg zu sehen. Durch die darauffolgende Frage des Patienten, ob der Psychotherapeut denn glaube, Herumreden würde seine Probleme lösen, fühlt er sich immer noch nicht angegriffen, sondern bleibt in seiner sicheren Position empathisch. Er erwidert, daß dies wohl zunächst wirklich sehr schwer vorstellbar sei und er selbst, der Psychotherpeut, auch erst genügend Informationen bräuchte, um die Symptomatik des Patienten wirklich verstehen zu können. Der Patient ist natürlich weiterhin skeptisch und verwahrt sich ganz allgemein dagegen, seine Schmerzen auf irgendwelche psychischen Ursachen zurückführen zu wollen. Als er dann noch mit Nachdruck äußert, in seiner Familie sei alles bestens geregelt, und abgesehen von dem üblichen Streß in der Arbeit gäbe es bei ihm überhaupt nichts Besonderes zu besprechen, fokussiert der Psychotherapeut nicht auf eventuell doch bestehende Schwachstellen in diesem so perfekt dargestellten System, sondern äußert selbst Skepsis der Tatsache gegenüber, irgendwo Probleme finden zu wollen, wo es vielleicht wirklich keine gibt. Er, der Psychotherapeut, sähe sei-

ne Aufgabe auch vielmehr darin, bereits bestehende Fähigkeiten und Lebensstrategien weiter zu verbessern, als den Blick auf eventuell Fehlerhaftes zu richten.
Herr A. ist nach den Ausführungen des Psychotherapeuten zwar etwas weniger angespannt und wütend, jedoch natürlich immer noch voll Skepsis und Mißtrauen. Dies sieht und spürt der Psychotherapeut und greift genau dies auch auf (»Ich an Ihrer Stelle wäre immer noch ziemlich skeptisch und mißtrauisch dem gegenüber, was ich da erzähle. Gerade weil Sie gar nicht freiwillig hier sind und wir beide auch noch gar nicht wissen, ob Psychotherapie überhaupt stattfinden wird, würde ich Ihnen gerne ganz genau und klar meinen Standpunkt psychosomatischen Problemen gegenüber schildern und Ihnen auch ganz genau darstellen, wie ich mit diesen Problemen umgehe. Falls Sie daran überhaupt interessiert sind, erzähle ich Ihnen das alles, und Sie können danach entscheiden, ob Sie diese Art von Einflußnahme auf Ihre Symptome befürworten und mitgestalten wollen oder nicht«).
Herr A. bejaht diesen Vorschlag zwar etwas weniger stirnrunzelnd als vorher, sein Mißtrauen und vielleicht auch sein Ärger sind aber weiterhin spürbar – und in der Situation auch akzeptiert.
Wenn dann der Psychotherapeut sein ressourcenorientiertes Modell dem Patienten schildert, dann tut er dies nicht mit missionarischem Eifer und der Hoffnung, der andere würde die »Frohe Botschaft« auch annehmen, sondern einzig und allein aus dem Grund, ein faires Informationsangebot zu machen.
Am Ende des Erstgespräches hat unser Psychotherapeut zu Herrn A. eine solche Basis gefunden, daß er sich eine im ersten Moment doch ziemlich frech klingende Äußerung zugesteht: »Ich weiß nicht, ob Sie von Ihrem bewußten Denken her im Moment schon klug genug sind zu erkennen, wie intelligent Ihr Körper ist«.
Obwohl Herr A. oberflächlich betrachtet zunächst doch etwas verwirrt zu sein scheint, fühlt er sich auf einer tieferen Ebene verstanden.
Beim Abschiednehmen bleibt die kongruente Wertschätzung Herrn A gegenüber erhalten, ganz egal, ob er sich für oder gegen weitere Gespräche entscheidet. Der Psychotherapeut machte seine Kompetenz psychosomatischen Phänomenen gegenüber in einer Art und Weise deutlich, die keinerlei Abwertung weder somatisch orientierten Kollegen noch dem Patienten selbst gegenüber nötig

hatte. Er kann therapeutisch wirksam werden, ohne das Etikett »Alexithymie« in Anspruch nehmen zu müssen und wird auch nach den Sitzungen mit Herrn A. so entspannt sein, daß er in Ruhe und mit Genuß seinen Kaffee fertig trinken kann.

LITERATUR

AHRENDS, S.: Das psychosomatische Phänomen – oder das Phänomen psychosomatischer Forschung. Zschr. psychosom. Med. 29, 1983 a, 307 – 320.

AHRENDS, S.: Die psychosomatische Persönlichkeitsstruktur – Faktum oder Fiktion? Fortschr. Neurol. Psychiat. 51, 1983 b, 409 – 426.

AHRENDS, S.: Stellungnahme zum Artikel »Zur gegenwärtigen Alexithymie-Forschung« von Klaus D. Hoppe (Psyche 11/89). Psyche 7, 1990, 660 – 663.

ALEXANDER, F.: Psychosomatische Medizin. 3. Aufl., Berlin, de Gruyter, 1971.

AMMON, G.: Entwurf eines Dynamisch-Psychiatrischen Ich- Struktur-Konzepts. Zur Integration von funktional-struktureller Ich-Psychologie, analytischer Gruppendynamik und Narzißmus-Theorie. In: Handb. der Dynamischen Psychiatrie. Bd. 1. München, Remhardt, 1979, 95 – 159.

ANDOLFI, M.: Familientherapie. Freiburg, Lambertus, 1982.

BATESON, G.: Ökologie des Geistes. Frankfurt/M., Suhrkamp, 1981.

BAURIEDL, T.: Zwischen Anpassung und Konflikt: Theoret. Probleme der ich-psychol. Diagnostik. Göttingen, Verlag für Med. Psychologie im Verlag Vandenhoeck & Ruprecht, 1982.

BECKER, H.: Die Bedeutung der subjektiven Krankheitstheorie des Patienten für die Arzt-Patienten-Beziehung. Psychoth. Psychosom. Med. Psych., 34, 1984, 313 – 321.

BECKMANN, D.: Der Analytiker und sein Patient. Untersuchungen zur Übertragung und Gegenübertragung. Bern, Huber, 1974.

BERGMANN, G. von: Klinische funktionelle Pathologie des vegetativen Nervensystems. In: Handbuch der normalen und pathologischen Physiologie. Ed.: A. Bethe. Vol. 1. Berlin, Springer, 1930, 1019.

BERTALANFFY, L. von: Robots, Men and Mind. Psychology in the modern world. New York, Braziller, 1967.

BERTALANFFY, L. von: Organismic Psychology. Barre, Clark University Press, 1968.

BIEBL, W., PLATZ, T., KINZL, J.: Zur Therapie mit Psychopharmaka bei psychosomatischen Erkrankungen. Prax. Psychother. Psychosom. 28, 1983, 143 – 151.

BIERMANN-RATJEN, E., ECKERT, J., SCHWARTZ, H.-J.: Gesprächspsychotherapie: Verändern durch Verstehen. 2. durchges. Aufl., Stuttgart usw., Kohlhammer, 1979.

BIRBAUMER, N.: Zum Problem der Psychosomatik. In: Birbaumer, N. (Hrsg.), Psychophysiologie der Angst. 2. Aufl., München, Urban & Schwarzenberg, 1977, 296 – 332.

BLUMENBERG, H.: Die Sorge geht über den Flu·. Frankfurt/M., Suhrkamp, 1987.

BOMMERT, H.: Grundlagen der Gesprächspsychotherapie. Stuttgart, Kohlhammer, 1977.

BOOK, H. E.: Empathy: Misconceptions and Misuses in Psychotherapy. Am. J. Psychiatry 145, 1988.

BORENS et al.: Is »alexithymia« but a social phenomenon? Psychother. Psychosom. 28, 1977, 193 – 198.

BOSCOLO, L. et al.: Die Mailänder Systemische Familientherapie, Dortmund, Verlag Modernes Lernen, 1988.

BRÄUTIGAM, W., CHRISTIAN, P.: Psychosomatische Medizin. 4. Aufl., Stuttgart, Thieme, 1986.

BREDE, K.: Ein sozialpsychologischer Zugang zur Spezifität psychosomatischer Störungen. In: Overbeck, G. u. A. (Hrsg.), Seelischer Konflikt – körperl. Leiden. Reinbek, Rowohlt, 1978.

BUBER, M.: Das dialogische Prinzip. Heidelberg, Schneider, 1984.

BÜHLER, K.-E., WYSS, D.: Krankheitsbegriff der »existential-integrativen« Psychologie und Psychotherapie. Psychother. Med. Psychol. 30, 1980, 121 – 126.

CREMERIUS, J.: Zur Theorie und Praxis der psychosomatischen Medizin. Frankfurt/M., Suhrkamp, 1977.

CREMERIUS, J., et al.: Die manipulierten Objekte. Psyche 33, 1979, 801 – 828.

DE SHAZER, S.: Erfolgreiche Wege in der Kurzzeittherapie, Stuttgart, Klett-Cotta, 1989.

DENEKE, F.-W., et al.: Wie erleben sich Gesunde? Psychother. Med. Psychol. 37, 1987, 156 – 160.

DESCARTES, R.: Meditationen über die Grundlagen der Philosophie, 6. Meditation, Hamburg, Meiner, 1972.

ERICKSON, M. H.: Meine Stimme begleitet Sie überall hin: Ein Lehrseminar mit M. H. Erickson. Hrsg. und kommentiert von Zeig, J. K.. 2. Aufl., Stuttgart, Klett-Cotta, 1986.

ERMANN, M.: Zur Psycho- und Soziodynamik der Herzneurose. Prax. Psychother. Psychosom. 31, 1986, 250 – 260.

ESLER, M., JULIUS, S., ZWEIGLER, A., RANDALL, O., HARBURG, E., GARDINER, H., DE QUATTRO, V.: Mild highre... essential hypertension. Neurogenic human hypertension. The New England Journal of Medicine 296, 1977, 8, 405 – 411.

ESPE, H.: Untersuchung zu Prozeßerfahrungen in der klientenzentrierten Gesprächspsychotherapie im Anfangsstadium, im Verlauf der Therapie und ihr Zusammenhang mit dem Therapieerfolg. Dissertation, TU Berlin, 1978.

FALBESANER, Th. (Hrsg.): Vereinsnachrichten: Ergebnisse der GWG-Mitgliederbefragung April/Mai 1976. GWGugo 25, Juli 1976.

FINKE, J.: Das einfühlende Verstehen in der klientenzentrierten Gesprächspsychotherapie. Psychother. Med. Psychol. 31, 1981, 33 – 36.

FRANKE, A.: Psychosomatische Störungen: Theorien und Versorgung. Stuttgart usw., Kohlhammer, 1981.

FRANKE, A.: Psychosomatische Krankheitstheorien – subjektive Theorien und Gruppentraining gegen psychosomatische Störungen. 1984.

FREUD, S.: Gesammelte Werke I, 1892 – 1899. Hrsg.: H. Freud. Frankfurt/M., Fischer.

FREUD, S.: Über Psychotherapie. Gesammelte Werke, Bd. 5. Frankfurt/M., Fischer, 1905, 11 – 26.

FREYBERGER, H., SPEIDEL, H.: Die supportive Psychotherapie in der klinischen Medizin. In: Lopez-Ibor, J. G. (Hrsg.), Psychiatrie und Psychosomatik. Bibl. Psychiat. 152, Basel, Karger, 1976, 141 – 169.

GENDLIN, E. T.: Experiencing. A variable in the process of psychotherapeutic change. Am. J. Psychother. 15, 1961, 233 – 245.

GENDLIN, E. T.: Focusing. Psychotherapy 6, 1969, 4 – 15.

GENDLIN, E. T.: Existentialism and experiental psychotherapy. In: Hart, J. T., Tomlinson, T. M. (eds.), New directions in client-centered therapy. Boston, Houghton Mifflin, 1970.

GENDLIN, E. T.: Experiential phenomenology. In: Phenomenology and social sciences. Evanston, Northwestern University Press, 1973.

GENDLIN, E. T.: Client-centered and experiential psychotherapy. In: Wexler, D. A., Rice, L. N. (eds.), Innovations in client-centered therapy. New York, Wiley, 1974, 211 – 246.

GERHARDS, F.: Emotionsausdruck und emotionales Erleben bei psychosomatisch Kranken. Westdeutscher Verlag, 1988.

GERL, W.: Zum Verhältnis von Beziehung und Technik in der psychologischen Krebstherapie. In: Peter, B. (Hrsg.), Hypnose und Hypnotherapie nach M. H. Erickson. Grundlagen und Anwendungsfelder. München, Pfeiffer, 1985.

GLEICK, J.: Chaos – die Ordnung des Universums. München, Droemer Knaur, 1988.

GRÄFF, Ch.: Konzentrative Bewegungstherapie in der Praxis. Stuttgart, Hippokrates, 1983.

GRAWE, K.: Verhaltenstherapie in Gruppen. München usw., Urban & Schwarzenberg, 1980.

GRODDECK, G.: Psychische Bedingtheit und psychoanalytische Behandlung organischer Leiden. Leipzig, Hirsel, 1917.

GRODDECK, G.: Psychosomatische Forschung als Erforschung des Es. Psyche IV, 1950.

GUNTERN, G.: Die kopernikanische Revolution in der Psychotherapie.

GUSTAFSON, J. P.: The Complex Secret of Brief Psychotherapy. New York, W. W. Norton, 1986.

HAAG, G., BIRBAUMER, N.: Differentielle Psychotherapieindikation bei psychosomatischen Störungen. Klinische Psychologie: Trends in Forschung und Praxis 6, 1984.

HALEY, J.: Gemeinsamer Nenner Interaktion. Strategie der Psychotherapie, München, Pfeiffer, 2. Aufl., 1978.

HALEY, J.: Direktive Familientherapie, Strategie für die Lösung von Problemen, München, Pfeiffer, 3. Aufl., 1988.

HÄUSER, W.: Psychosomatik und Epistemologie. Grundlagen und Wandlungen des Konzepts Psychosomatik. Zeitschrift f. Klin. Psychol., Psychopathologie und Psychotherapie 33, 1985, 197 – 207.

HEIM, E.: »Stütztherapie« – neu entdeckt? Plädoyer für adaptive Psychotherapien. Psychother. Med. Psychol. 30, 1980, 261 – 273.

HERMANN, J. M., SCHONECKE, O. W.: Rheumatoide Arthritis und Weichteilrheumatismus. In: Uexküll, T. v., Lehrbuch der Psychosomatischen Medizin. München usw., Urban & Schwarzenberg, 1979.

HOFFMANN, S. O., HOCHAPFEL, G.: Einführung in die Neurosenlehre und psychosomatische Medizin. 2. Auflage, New York, Schattauer, 1984.

HOPPE, K. D.: Zur gegenwärtigen Alexithymie-Forschung. Psyche 11, 1989, 1029 – 1043.

HOWE, J. (Hrsg.): Integratives Handeln in der Gesprächstherapie. Ein Kompendium zur Kombination therapeutischer Verfahren. Weinheim, Basel, Beltz, 1982.

JÜTTEMANN, G.: Komparative Kasuistik als Strategie psychologischer Forschung. Zeitschrift für Klin. Psychologie und Psychotherapie 29, 1981, 101 – 118.

KAFKA, F.: Er. Frankfurt/M., Suhrkamp, 1968.

KAPFHAMMER, H.-P.: Psychoanalytische Psychosomatik. Berlin usw., Springer, 1985.

KERNBERG, O.: Borderline-Störungen und pathologischer Narzißmus. Frankfurt/M., Suhrkamp, 1978.

KLINGELHÖFER, J.: Macht und Machtmißbrauch in der humanistischen Psychotherapie. Prax. Psychother. Psychosom. 34, 1989, 55 – 63.

KÖHLER, T.: Psychosomatische Krankheiten. 2. überarb. und erweit. Aufl., Stuttgart usw., Kohlhammer, 1989.

KÖHLER-WEISKEV, A.: Freuds Behandlungstechnik und die Technik der klientenzentrierten Gesprächspsychotherapie nach Rogers. Psyche 32, 1978, 827 – 847.

KURTZ, R.: Körperzentrierte Psychotherapie. Die Hakomi-Methode. Essen, Synthesis-Verlag, 1985.

KUTTER, P.: Empathische Kompetenz – Begriff, Training, Forschung. Psychother. Med. Psychol. 31, 1981, 37 – 41.

LEC, S. J.: Unfrisierte Gedanken. München, Hanser, 1959.

LEIBOVICH, M. A.: Kurzzeit-Psychotherapie bei Patienten mit psychosomatischen Störungen. Prax. Psychother. Psychosom. 30, 1985, 128 – 135.

LEUNER, R.: Lehrbuch des katathymen Bilderlebens. Stuttgart, Huber, 1985.

LICHTENBERG, G. CH.: Eine Auslese. Berlin, Hoffmann.

LOWEN, A.: Bioenergetik. München, Scherz, 1976.

LÜTH, P.: Kritische Medizin. Zur Theorie-Praxis-Problematik der Medizin und der Gesundheitssysteme. Rowohlt, 1972.

MARTY, P., DE M'UZAN, M., DAVID, C.: L'investigation psychosomatique. Paris, Presses Universitaires de France, 1963.

MATTHIES, U., SIEWERT, W.: Analyse negativer Effekte von Psychotherapien am Beispiel der klientenzentrierten Gesprächspsychotherapie. Diplomarbeit, Technische Universität Braunschweig, 1984.

MATURANA, H., und VARELA, F.: Der Baum der Erkenntnis. Goldmann, 1990.

McDOUGALL, J.: Alexithymia: a psychoanalytic viewpoint. Psychotherapy and Psychosomatics 38, 1982, 81 – 90.

MAYER, E.: Der intelligente Organismus – wo Wissenschaft und Intuition sich treffen. Hypnose u. Kognition 5,1988, 1.

MEYER: Das Leib-Seele-Problem aus der Sicht eines Psychosomatikers. Psychoth. Psychosom. Med. Psych. 11, 1987, 367.

MITSCHERLICH, A.: Krankheit als Konflikt. Studien zur psychosom. Medizin I. Frankfurt/M., Suhrkamp, 1966.

MITSCHERLICH, A.: Krankheit als Konflikt. Studien zur psychosom. Medizin II. Frankfurt/M., Suhrkamp, 1969.

MONTAIGNE, M. DE: Die Essais. Leipzig, Dieterich'sche Verlagsbuchhandlung, 1953.

MÜLLER-BRAUNSCHWEIG: Gedanken zum Einfluß der frühen Mutter-Kind-Beziehung auf die Disposition zur psychosomatischen Erkrankung. Psychother. Med. Psychol. 30, 1980, 48 – 59.

NEMIAH, J., SIFNEOS, P. E.: Affect and fantasy in patients with psychosomatic disorders. In: Hill, O. (ed.), Modern trends and psychosomatic medicine. London, Butterworths, 1970, 26 – 34.

NIETZSCHE, F.: Friedrich Nietzsche's Werke, Bd. 9. Wille zur Macht I. Leipzig, Naumann, 1906.

NOVALIS: Werke und Briefe. Hrsg.: A. Kelletat. München, Winkler, 1953.

OVERBECK, G., BRÄLTER, E.: Eine Beobachtung zum Sprechverhalten von Patienten mit psychosomatischen Störungen. Dyn. Psychiatrie 7, 1974, 100 – 108.

PESESCHKIAN, M.: Der Kaufmann und der Papagei. Orientalische Geschichten als Medien in der Psychotherapie. Frankfurt/M., Fischer, 1987.

PAAR, G. H., ECKHARDT, A.: Chronisch vorgetäuschte Störungen mit körperlichen Symptomen – eine Literaturübersicht. Psychoth. Psychosom. Med. Psych. 6, 1987, 37.

PFEIFFER, W. M.: Klientenzentrierte Therapie im kulturellen Zusammenhang. Jahrbuch für personenzentrierte Psychologie und Psychotherapie 1, Salzburg, Müller, 1989, 60 – 79.

RAD, M. von, SENF, W.: Ergebnisforschung in der psychosomatischen Medizin. In: Uexküll, T. von, (Hrsg.), Psychosomatische Medizin, 3. neu bearb. und erweit. Aufl., München, Urban & Schwarzenberg, 1986, 361 – 378.

RASPE, H.-H.: Chronische Polyarthritis. In: Uexküll, T. von, (Hrsg.), Psychosomatische Medizin. 3. neubearbeit. und erweit. Aufl., München, usw., Urban & Schwarzenberg, 1986, 815 – 830.

RECHENBERGER, I.: Tiefenpsychologisch ausgerichtete Diagnostik und Behandlung von Hautkrankheiten. 4. überarbeit. Aufl., Göttingen, Verl. f. Med. Psychol. im Verl. Vandenhoeck & Ruprecht, 1986.

REISCH, E.: Klientenzentrierte Psychotherapie in der Psychosomatik. Unveröffentl. Dissertation. Braunschweig, 1992.

REY, E. R., REISER, N., STUMPF, G., ZIELKE, M.: »Krankheitsbewältigung bei psychosom. Pat. mit unterschiedlicher Erkrankungsdauer«. In: Praxis d. Klin. Verhaltensmedizin und Rehabilitation, 1. Jahrg., 1, 1988.

ROGERS, C.: Client-centered therapy. Boston, Houghton Mifflin, 1951. Deutsch: Die klientenzentrierte Gesprächspsychotherapie. München, Kindler, 1973.

ROST, D.: Das Phänomen »Alexithymie«. Deskriptive Darstellung. In: Keseling, G., Wrobel, A. (Hrsg.), Latente Gesprächsstrukturen. Weinheim, Beltz, 1983, 19 – 41.

RUESCH, J.: The infantile personality. Psychosom. Med. 10, 1948, 134 – 144.

SACHSE, R., ATROPS, A.: Focusing: Ein Beziehungs- oder Bearbeitungs-Angebot? Jahrbuch für personenzentrierte Psychologie und Psychotherapie. 1, 1989, 107 – 119.

SCHMIDT, G.: Gedanken zum Ericksonschen Ansatz aus einer systemorientierten Perspektive. In: Peter, B. (Hrsg.), Hypnose und Hypnotherapie nach Milton H. Erickson. Grundlagen und Anwendungsfelder. München, Pfeiffer, 1985.

SCHMIDT, G.: Wenn Sie Ihr Unbewußtes treffen, grüßen Sie es von mir! Hypnose und Kognition 6, 1989, 1, 19 – 31.

SCHMIDT, G.: Skripten zur Fortbildung (intern). Clausthal-Zellerfeld, 1987.

SCHNEIDER, P. B.: The observer, the psychosomatic phenomenon and the setting of the observation. Psychother. Psychosom. 28, 1977, 36 – 46.

SCHÖTTLER, C.: Zur Behandlungstechnik bei psychosomatisch schwer gestörten Patienten. Psyche 35, 1981, 111 – 141.

SCHULZ, U., und VOLGER, W.: Kopfschmerztherapie. München usw., Urban & Schwarzenberg, 1983.

SCHWAB, R., HAMERECHT, M.: Erlebensaktivierung in der Gesprächspsychotherapie durch simultanes Video-Feedback. Prax. Psychother. Psychosom. 26, 1981, 111 – 120.

SCHWAB, R., TÖNNIES, S.: Klientenzentrierte Einzelpsychotherapie und personenzentrierte Gesprächsgruppen – Neuere Forschungsergebnisse und Entwicklungen. Klinische Psychologie: Trends in Forschung und Praxis 6, 1984.

SCOBEL, W. A.: Sprache und Gesprächspsychotherapie. Eine inhaltsanalytische Untersuchung. Psychother. Med. Psychol. 29, 1979, 66 – 72.

SELVINI-PALAZZOLI, M., BOSCOLO, L., COCCLIN, G., PRATA, G.: Paradoxon und Gegenparadoxon. Stuttgart, Klett, 1977.

SIEGRIST, J.: Der Wandel der Medizin und der Wandel der Arzt-Patient-Beziehung. In: Jung, H. (Hrsg.), Medizin und Recht. Stuttgart, Encke, 1980.

SIEMS, M.: Dein Körper weiß die Antwort. Reinbek, Rowohlt, 1986.

SIFNEOS, P. E.: The prevalence of alexithymic characteristics in psychosomatic patients. Psychother. Psychosom. 22, 1973, 255 – 262.

SIMON, F. B. (Hrsg.): Lebende Systeme. Wirklichkeitskonstruktionen in der systemischen Therapie. Berlin usw., Springer, 1988 a.

SIMON, F. B.: Unterschiede, die Unterschiede machen. Klin. Epistemologie: Grundlage einer systemischen Psychiatrie und Psychosomatik. Berlin usw., Springer, 1988b.

SIMONTON, C., SIMONTON, S., CREIGHTON, J.: Wieder gesund werden. Reinbek, Rowohlt, 1982.

SPIRO, H. M.: Doctors, patients and placebos. New Haven, Yale University Press, 1986.

STEPHANOS, S.: Analytisch-psychosomatische Therapie. Bern, Huber, 1973.

STIERLIN, H.: Familie als Ort psychosomatischer Erkrankungen. Familiendynamik 4, 1988 a, 288 – 299.

STIERLIN, H.: Prinzipien der systemischen Therapie. In: Simon, F. B. (Hrsg.), Lebende Systeme. Wirklichkeitskonstruktionen in der systemischen Therapie. Berlin usw., Springer, 1988 b.

TAUSCH, R.: Gesprächspsychotherapie. 2. Aufl., Göttingen, 1968, 134.

THOMAS, G. J.: Unterscheidet Psychosomatik und Psychotherapie. Paderborn, Jungfermann, 1986.

TRENKLE, B.: Anekdoten und Metaphern: Indirekte Ericksonsche Techniken in Psychotherapie, Medizin und Familientherapie. In: Peter, B. (Hrsg.), Hypnose und Hypnotherapie nach Milton H. Erickson. Grundlagen und Anwendungsfelder. München, Pfeiffer, 1985.

UEXKÜLL, T. von: Lehrbuch der psychosomatischen Medizin. München usw., Urban & Schwarzenberg, 1979.

UEXKÜLL, T. von: Der Körperbegriff als Problem der Psychoanalyse und der somatischen Medizin. Prax. Psychother. Psychosom. 30, 1985, 95 – 103.

UEXKÜLL, T. von: Psychosomatische Medizin. 3. neubearb. und erweit. Aufl., München usw., Urban & Schwarzenberg, 1986.

ULLRICH, G.: »Gibt das eine Eintragung in die Akte?« – Anmerkungen zur Diskussion um den psychosomatischalexithymen Patienten. Manuskript zum gleichnamigen Vortrag, gehalten in der Parklandklinik, Bad Wildungen/Reinhardshausen, 3. 10. 1989.

VOLGER, I.: Therapieeignung von Kopfschmerzpatienten. Ein Beitrag zur Indikation von Psychotherapie bei psychosomatischen Störungen. Unveröffentl. Dissertation, Berlin, 1981.

WEINER, H.: Gesundheit, Krankheitsgefühl und Krankheit – Ansätze zu einem integrativen Verständnis. Psychother. Med. Psychol. 33, 1983, 15 – 34.

WEINER, H.: Blick in die Zukunft der psychosomatischen Medizin. In: Psychother. Med. Psychol. 34, 1984, 171 – 178.

WEINER, H.: Die Geschichte der psychosomatischen Medizin und das Leib-Seele-Problem in der Medizin. Psychother. Med. Psychol. 36, 1986, 361 – 391.

WEISS, T.: Familientherapie ohne Familie. München, Kösel, 1988.

WESIACK, W.: Theoretische Bezugssysteme als Leitlinien für die Praxis. Prax. Psychother. Psychosom. 26, 1981, 33 – 37.

WIJNGAARDEN, H.: Klientenzentrierte Therapie: Eine eigene Identität? Jahrbuch für personenzentrierte Psychologie und Psychotherapie 1, Müller, 1989.

WIRSCHING, M., STIERLIN, H.: Krankheit und Familie: Konzepte, Forschungsergebnisse, Therapie. Stuttgart, Klett-Cotta, 1982.